D. LOZAR
2012

AF853600

Cancer du sein

L'ailleurs du corps

Collection dirigée par Patrick Ben Soussan et Marie-Françoise Dubois-Sacrispeyre

De quoi parlons-nous lorsque nous parlons du corps ?
De qui plutôt ? Tant il est notoire que « mon corps est pensé en tant qu'il est un corps, mais ma pensée vient buter contre le fait qu'il est mon corps » (Gabriel Marcel). Est-il d'ailleurs possible de penser le corps ? Plus encore, le dire, l'écrire ? Serait-ce en ériger un corpus qui soit intelligible, signifiant et partageable ? Ou porter témoignage de la manière dont un sujet fait siennes ses expériences corporelles, sensations, perceptions et sentiments, tout au long de sa vie.
Voici donc notre terrain. Un corps. Le corps. Mon corps.
Le corps vient toujours d'ailleurs et ne fait que passer. Il nous excède, nous défie, nous terrifie, nous enserre de son étreinte et nous abandonne, au cœur de notre vie. Il parle aussi, et son logos parfois nous déborde. Nous emporte de l'autre côté de nous, nous étrange.
C'est en cet ailleurs que s'origine cette collection, aux frontières de soi. Mais quels lieux du corps visite-t-elle donc ? Vous l'avez compris, aucun ou peut-être plutôt tous à la fois : elle revendique les échos multiples que le corps porte, en lui et hors de lui. Métisse, polymorphe, complexe, elle sollicite inévitablement les sciences de la vie, la biologie, la médecine, la philosophie, l'anthropologie, la psychologie, la sociologie, la psychanalyse, la politique, l'éthique mais aussi les arts, la culture, l'histoire, les religions, les mythes, la littérature…
Elle ambitionne une position critique – serait-ce un plaidoyer pour une « déconstruction » de la corporalité ? – qui ne peut que la mener à penser en quelque sorte ailleurs… Il faut que le corps aille… Cette collection le suit, au plus près, au plus vrai. À la poursuite de ce qu'il trame, ce sacré corps. Car, s'il est pour Michel Henry « l'ensemble de nos pouvoirs », le corps, mon corps, n'en demeure pas moins et toujours, et assidûment, le lieu de tous les mystères.

Voir les titres déjà parus en fin d'ouvrage

Laurent Puyuelo

Cancer du sein

Un médecin à l'épreuve de l'annonce

Préface de Jean Hoff

Postface de Rémy Puyuelo

éditions érès

Couverture :
Anne Hébert

ISBN : 978-2-7492-1494-8
CF - 2000

33, avenue Marcel-Dassault, 31500 Toulouse
www.editions-eres.com

Préface

Nous vivons le quotidien en oubliant la fragilité de notre existence. Pourtant, à tout moment, une météorite appelée diagnostic, tel un coup de tonnerre dans un ciel serein, peut venir bouleverser nos vies. Cette épée de Damoclès, tant redoutée, que l'on a vu accabler un parent, un ami, vient de nous toucher : les équilibres basculent, l'avenir devient incertain.
C'est au médecin de dire ces mots que l'on ne veut pas entendre, de détailler ce long chapelet de mutilations et de souffrances, avec peut-être au bout la guérison, ou alors…
*Cette confrontation terrible qui va se graver pour toujours au plus profond de nous-même était trop souvent éludée, faite entre deux portes, par téléphone, voire par personne interposée. C'est ce qui a poussé les sociétés savantes, en particulier les spécialistes de l'*INCA *(Institut national du cancer), à formaliser une consultation spécifique appelée :* la consultation d'annonce.
Le but est de proposer un cadre réglementaire pour que le médecin ne soit plus seul. Il sera accompagné par une infirmière « formée » qui reliera

l'information et qui, avec ses mots à elle, essaiera de rassurer et de réconforter. Enfin, si nécessaire, un psychologue pourra être consulté pour aider à accepter l'inacceptable, ou pour soutenir celle ou celui qui trouverait le chemin vers la guérison trop difficile. Ainsi la relation médecin-malade dans ce qu'elle a de plus intense paraît bien codifiée.

Laurent Puyuelo, chirurgien cancérologue, va nous faire pénétrer dans le secret de son cabinet pour partager ces moments de vive émotion que représente l'annonce d'une maladie grave. Il décrira comment, dans des situations très différentes, les mots doivent être choisis pour habiller la vérité, pour faire accepter les séquences thérapeutiques très lourdes, pour finalement montrer qu'il n'est jamais indifférent à l'angoisse existentielle que l'annonce de la maladie fait naître chez ses patients.

Le médecin qu'il est ne peut se résoudre à banaliser ce moment d'intense émotion partagée. Il nous démontre qu'au-delà du cadre réglementaire proposé, l'annonce d'une maladie grave ne peut être que l'aboutissement d'une alchimie délicate entre le médecin et son patient qui s'appelle la confiance : confiance totale, qui permet au médecin de tout dire, et au patient de tout accepter.

D'année en année, la mémoire des annonces faites devenait lourde à porter. Laurent Puyuelo a choisi de nous faire partager ses émotions pour tenter d'évacuer ses propres souffrances, sans occulter la possibilité de devoir un jour passer de l'autre côté du bureau, et dans ce jeu de rôle de devoir assumer de l'autre côté du miroir son propre destin.

Jean Hoff
Chirurgien de l'hôpital de Taiohae,
Nuku Hiva, archipel des Marquises, Polynésie française

Introduction

Retournez-vous, prenez ce temps nécessaire pour faire le point sur ce que vous faites

Médecin spécialisé en chirurgie cancérologique gynécologique et mammaire depuis presque vingt ans, mes propos ont pour seul but de susciter la réflexion et n'ont aucune prétention éducative.

Je me placerai ici volontairement du côté du médecin qui annonce à son patient une maladie et, pour ma part, le plus souvent un cancer. Le patient, même si cela peut être choquant, m'importera peu. Mon projet est d'explorer le vécu du médecin annonceur.

L'annonce d'un cancer à une jeune patiente de 14 ans m'a confronté à une soudaine difficulté. Cette histoire, ce jour-là, m'a poussé à réfléchir sur la ou les façons que nous avions d'annoncer, nous médecins, un diagnostic au cours d'une consultation.

Au départ, j'avais choisi cette spécialité par intérêt pour les interventions chirurgicales. Aller au bloc opératoire était l'objectif premier, j'adorais opérer, passer des heures au bloc ne me faisait pas peur. J'avais la sensation d'exister, d'être utile : j'étais un médecin dans le vif du sujet, de mon sujet.

Avec le temps, mon rôle d'opérateur, primordial à mes yeux, s'est effacé petit à petit malgré moi. J'opérais toujours beaucoup mais je me suis retrouvé dans une situation où l'exercice du bistouri était moins préoccupant que celui des mots. J'opérais aussi des êtres humains, avant et après l'intervention tous ces gens parlaient, vivaient, avaient une famille et surtout des émotions.

Ma position sur le parcours d'une patiente atteinte d'un cancer gynécologique ou mammaire m'a donné involontairement le rôle de l'annonceur.

Difficile pour un chirurgien, à l'heure actuelle, dans un contexte médico-légal pesant, de ne pas parler avec son patient. Le mythe du chirurgien peu loquace a tendance à disparaître.

Un matin, après des années d'exercice sans souci majeur, mon destin a croisé celui d'Ophélie : elle a 14 ans et elle est atteinte d'un cancer de l'ovaire. Étonnamment, ce jour-là, lui annoncer la chimiothérapie, l'hystérectomie totale associée à une ovariectomie bilatérale m'a paru tout d'abord inconcevable, mais cela s'est tout de même fait. J'ai été très perturbé par cette annonce.

Pourquoi Ophélie – et pas une autre – m'a poussé à me retourner et à prendre du recul ? Je ne le sais pas. Peut-être que c'était un moment de ma vie particulier qui m'a fait voir ce que je ne voyais pas tout à fait, ressentir ce que je ne ressentais pas vraiment auparavant.

L'âge d'Ophélie a dû rentrer en ligne de compte…

Je me suis retourné et je me suis souvenu du chemin parcouru.

Mes longues études médicales se sont déroulées devant moi, avec notamment toutes les consultations auxquelles j'avais assisté en tant qu'externe puis interne des hôpitaux. Toutes mes consultations de médecin débutant ont, elles aussi, ressurgi sans crier gare. En tant que bon fils de psychanalyste, cette brusque résurgence ne m'a pas véritablement inquiété. Elle m'a néanmoins surpris.

J'ai réalisé que j'avais toujours été fasciné par les annonces ; par la façon, l'art du médecin de dire ce qui est à dire tout en évaluant les aptitudes du patient à entendre.

Comme un compagnon ouvrier, je suis passé tout au long de mes études médicales dans des services où mon intérêt majeur était de pouvoir assister à des consultations. Je pistais parmi ces consultations : la consultation d'annonce. Quelle qu'elle soit : gynécologique, cardiologique, dermatologique ; quoi qu'elle dise : une maladie grave certes, mais aussi une lésion précancéreuse du col de l'utérus, un acné juvénile, je regardais la réaction des patients mais surtout l'art et la manière du médecin annonceur. J'avais les yeux et les oreilles rivés sur l'acteur principal, qui pour moi était le praticien. J'humais l'ambiance de la consultation, je notais les attitudes et les gestes du médecin, je traquais son ressenti après la consultation. Je faisais peu de cas de la pathologie qui était annoncée.

Un jour, je me suis retrouvé derrière le bureau, à la place du médecin annonceur que j'avais tellement regardé. Regarder faire, c'est une chose, le faire soi-même c'est bien évidemment différent. J'ai découvert le lien qui pouvait se créer avec mes patientes : cette fameuse relation médecin-malade fut une agréable trouvaille. Force était de constater que l'acteur était plus impliqué que le spectateur.

J'ai cherché ensuite à faire de mon mieux pour que mes annonces soient idéales : un long chemin sans véritable guide, avec des réussites et des échecs. J'avais toujours en tête le tour du potier : une table, un tas d'argile sans forme et le miracle du tour de main qui métamorphose la matière brute en réalité artistique.

Voici quelques années, lors d'une réunion nationale sur le cancer, une rébellion de malades s'est produite. Dans une assistance faite pour une fois de malades plutôt que de médecins, des voix mécontentes s'élevèrent : un ras-le-bol des annonces faites dans le couloir, au téléphone, n'importe comment. Ce fut une surprise peu appréciée par le corps médical, très fier des progrès réalisés sur tous les plans en cancérologie : technique, biologique, génétique et thérapeutique.

Alors, l'Institut national du cancer a réagi en produisant un fascicule de l'annonce, formatage suprême du comment annoncer. Il a le mérite d'exister, de formaliser ce moment fondamental de la relation médecin-malade ou plutôt de la relation entre deux êtres humains. C'est l'actualité : « Avez-vous dans votre établissement de soins un dispositif d'annonce ? »

Il est très peu décrit, le temps de l'annonce. Les hésitations et la souffrance éventuelle du médecin annonceur sont très peu évoquées. Il est souvent seul, seul au monde devant son patient et devant ce qu'il a à lui dire. Nous discutons peu entre médecins des annonces que nous faisons, c'est un jardin secret… Nous jardinons souvent sans outil efficace : c'est plutôt du bricolage.

L'annonce peut-elle s'apprendre, s'acquérir ou s'enseigner ?

Si non, existe-t-il des médecins qui ont le don de l'annonce ?

Quelle est la bonne annonce, la vraie, celle qui va convenir au patient et pourquoi pas aussi à son médecin ?

L'histoire d'Ophélie

Ophélie a 14 ans. Elle n'est pas franchement belle. Elle a un port de tête plutôt droit et altier. Elle est grande et assez charpentée, peu victime de la mode, elle paraît prude et réservée. Ses cheveux blonds se déroulent jusqu'au bas de son dos. Ses yeux sont noisette. Elle a une cicatrice sur la joue à peine perceptible mais qui doit probablement la complexer. Dans une salle d'attente bondée, avec sa mère et son grand-père, elle attend patiemment. Les autres patientes ne se rendent pas compte du drame qui se prépare : la consultation d'annonce.

Voici sept jours, je l'ai opéré d'une très volumineuse tumeur de l'ovaire pour laquelle personne ne l'a crue !

En effet, elle avait constaté depuis plusieurs mois une augmentation progressive de son diamètre abdominal. Celui-ci prenait des proportions telles que des consultations et examens complémentaires avaient été réalisés. « C'est un cas classique de grossesse nerveuse chez une vierge », avait affirmé un éminent radiologue. Rien n'avait été retrouvé à part un ballonnement intestinal dû au stress ! C'était psychosomatique.

Ophélie s'était vu infliger, outre un test de grossesse, une série de trente lavements, d'abord médicamenteux, puis réalisés à l'ancienne au bock. Elle n'avait rien dit. Le regard et les réflexions des autres étaient difficiles à supporter, surtout dans les activités sportives scolaires : « Quand elle veut la grosse baudruche, mais attention de ne pas te piquer sinon tu vas te dégonfler », lui assénait le professeur d'éducation physique avant de donner le départ du 110 mètres haie.

On lui faisait penser qu'elle avait la solution à son problème. Son angoisse intérieure expliquait son gros ventre. Elle se pliait donc sans rechigner aux recommandations médicales, mais elle se sentait atteinte dans sa dignité d'adolescente lors de ces lavements qui relevaient d'une médecine moyenâgeuse. Par ailleurs, au quotidien, c'était elle le véritable socle de la famille : sa mère était traitée pour un lymphome en phase terminale, son père était décédé accidentellement. Du coup, elle avait presque à sa charge, si jeune, ses deux petits frères. Son grand-père, malgré le poids des années, était là, persuadé tout de même de ne pas être éternel. La vie n'était pas forcément douce pour Ophélie.

Un jour vint où elle alla contre l'avis de son médecin traitant. Elle prit un autre avis médical. L'échographie abdominale fut refaite, le nouveau radiologue s'empressa de réaliser un scanner. Le verdict fut brutal et abrupt : tumeur ovarienne de trente centimètres de diamètre. La consultation de chirurgie fut rapide, à l'inverse des mois d'errance médicale, et une sanction chirurgicale fut promptement décidée. Après le réconfort d'avoir trouvé son mal et après avoir trouvé le courage, à 14 ans, de passer sur la table d'opération, s'est installée rapidement chez Ophélie la crainte du résultat.

« En ce qui concerne les catastrophes, je suis servie », me dit-elle. Ne nous fions pas à son âge, Ophélie est loin d'être immature. Son nouveau médecin traitant m'annonce qu'elle a un quotient intellectuel de 131. Cela ne veut rien dire pour moi mais peut-être veut-il me dire qu'il faut que je me méfie des réactions d'une surdouée…

Cet instant, ce moment de l'annonce de son cancer, j'ai eu le temps de m'y préparer. J'ai eu les résultats de l'analyse de son ovaire assez rapidement, une partie même pendant l'intervention chirurgicale. J'étais atterré, jamais je n'avais eu à gérer une telle catastrophe : un cancer de l'ovaire chez une jeune fille de 14 ans.

Selon la recommandation, j'avais présenté le dossier d'Ophélie lors d'une réunion de concertation polydisciplinaire spécialisée dans les cas problématiques en cancérologie gynécologique. J'avais volontairement omis de donner la date de naissance d'Ophélie lors de la présentation de son dossier devant l'assistance. Avant même que l'interne ne me rappelle à l'ordre, certains médecins spécialistes s'étaient interrogés sur la pertinence de la présentation de ce dossier à une telle réunion, réservée surtout aux dossiers difficiles.

L'annonce de la date de naissance d'Ophélie avait jeté cette même assistance dans un silence de mort. Le calcul de son âge avait été rapide pour tous. La conduite à tenir avait été néanmoins donnée : insoutenable, impossible à formuler à mon sens.

En trois mots, elle était radicale mais classique dans un cancer de l'ovaire : hystérectomie (ablation de l'utérus) ; ovariectomie bilatérale (ablation des deux ovaires) et chimiothérapie.

Dans l'impossibilité de parler autour de moi du cauchemar que je vivais sous peine d'être un brise ambiance, je comptais les jours qui me rapprochaient de la consultation d'annonce, de plus en plus pétrifié. J'étais désemparé… Je ne savais pas comment j'allais pouvoir formuler cette proposition thérapeutique. Alors la nuit, dans

mon lit, je me surprenais à jouer la scène et je laissais courir mon imagination vers des annonces cocasses, sérieuses, idéales…
« J'arriverai bien à me débrouiller comme toujours. *Pourquoi faut-il que cette fois-ci je me prépare autant ?* », me disais-je.
Tous ces événements entraînèrent chez moi une drôle de réaction que je n'ai pas cherché à refouler : une frénésie d'écriture. Je n'ai jamais eu pourtant l'âme littéraire et je n'ai jamais été porté sur l'écriture. Je me suis laissé aller, étonné moi-même par cette production plutôt nocturne et assez abondante. J'étais prolixe d'histoires et de notes pêle-mêle, souvent sans rapport ni cohérence. Comme un geyser, ces impulsions productives m'affolaient un peu car je ne percevais pas véritablement ce qui se passait en moi. Des histoires de famille, de mon enfance, de mon cursus de médecin remontaient sans crier gare. Je comprenais néanmoins qu'il s'agissait d'instants précieux de ma vie ; leur interprétation serait peut être redoutable par la suite. Alors j'ai écrit, écrit, et écrit encore ; le jour entre deux consultations, le soir allongé dans mon lit, ou sous les yeux parfois surpris de mes proches.
Au départ, je faisais attention à numéroter les pages, mais rapidement tout se chevauchait et s'enchevêtrait.
Étudiant, j'étais amateur, avec mon meilleur ami, de films d'horreur ; j'avais vu au cinéma, un dimanche soir, un film qui m'avait marqué : *Le docteur Mabuse.* C'était l'histoire mystérieuse d'un fou furieux emprisonné qui était pris d'une folie d'écriture. Comme lui, j'écrivais partout et sur tout support. Dans la voiture, au feu rouge, j'écrivais des mots-clés sur un mouchoir en papier. Sur une note de parking dans les toilettes, j'écrivais le nom propre d'une patiente. Entre deux accouchements dans la salle de garde, je marquais sur ma main une idée. Le soir, je reprenais ces papiers précieux et de ces mots sortaient des histoires de quelques pages.

Il fallait que cela sorte et j'avais peur de ne plus me souvenir à 16 heures de l'idée de 15 heures. Je m'appliquais à bien écrire ces pense-bêtes de peur de ne pas pouvoir me relire le soir même. Un jour, épuisée et vidée, sans prémices comme elle avait jailli : la source s'est tarie… Même concentré, rien ne venait.
L'ouragan passé, j'ai pris le temps de récupérer, comme après une compétition. J'ai ensuite remis de l'ordre : j'ai classé les idées, les histoires et les commentaires. J'ai réfléchi mais, rapidement, une évidence m'est apparue : mon héritage médical n'était peut-être pas aussi simple que je l'avais imaginé… Entre mon grand-père, médecin militaire dans les colonies d'Afrique et d'Indochine, et mon père, psychiatre-psychanalyste, ma place n'était pas forcément aisée. Comment ne pas envisager qu'il y avait une explication psychanalytique à tout cela ?
Au final, je finis par penser que cette écriture me serait bénéfique dans ma relation médecin-malade avec Ophélie.
Alors, avec méthode, comme on me l'avait appris lors de mes longues études, je fis un plan avec des chapitres et des sous-chapitres. J'écrivis les chapitres un à un sans savoir quel serait le suivant. Je ne voyais pas trop la finalité de tout cela.
J'appréhendais la véritable conclusion (la fameuse interprétation du psychanalyste) tout en sachant que l'écriture, comme la parole, est libératrice et salvatrice (c'est en s'exprimant sur le canapé que le patient va mieux).

L'annonce

C'est la grande actualité en cancérologie depuis ces dernières années : la consultation d'annonce avec son dispositif.

Quelle que soit la spécialité médicale – médecine générale, cardiologie, chirurgie digestive, oncologie –, l'annonce d'une maladie, d'un traitement tel qu'une radiothérapie, une chimiothérapie, ou d'une intervention chirurgicale implique le médecin dans un devoir d'information claire. Cette implication est majorée depuis quelques années car, sur le plan médico-légal, il est dit que le médecin doit faire maintenant la preuve de cette information.

Il n'y a pas de petites interventions, dit le chirurgien prudent ; il n'y a pas de petites annonces, dit le médecin annonceur réaliste.

Le chirurgien cancérologue se retrouve dans une position clef : difficile pour lui d'éluder les mots, les actes et les traitements, difficile de diluer les informations petit à petit, difficile de ne pas parler de ce qui va se passer après l'intervention chirurgicale. Tout peut advenir pendant une annonce, que ce soit du côté de la patiente ou de l'accompagnant, mais aussi évidemment, même si peu de gens y pensent, du côté du médecin.

Comment peut-on s'habituer à dire des horreurs, à annoncer et vivre en spectateur les cauchemars des autres ?

Souvent, le radiologue, de plus en plus performant, a fait un brillant diagnostic d'un cancer du sein sur une mammographie, voire une échographie. Il a ensuite argumenté le caractère impératif d'une biopsie de cette néoformation mammaire pour pouvoir la réaliser rapidement. Le diagnostic sur papier tombe quelques jours après la biopsie, et voilà notre radiologue, cet excellent professionnel, fort embarrassé : dire ou ne pas dire le résultat à sa patiente.

Connaît-il exactement la conduite thérapeutique que l'on doit proposer ? Va-t-il pouvoir répondre à toutes les questions ?

Il préfère en général rester à sa place et accompagne sa patiente en lui trouvant un rendez-vous rapide avec sa gynécologue, avec son médecin traitant ou même le *spécialiste du cancer*.

Ces patientes arrivent à la consultation avec une idée derrière la tête mais avec l'espoir, néanmoins, d'être épargnées. Mon corps est mon compagnon de toujours. Pourquoi me trahirait-il ?

Annoncer un cancer à un individu peut véritablement déclencher un séisme. On imagine plutôt une profonde dépression, un mutisme ou une sidération du patient à l'écoute du diagnostic, mais cela peut être également un séisme physique avec des pleurs, des cris, voire un malaise vagal.

C'est un moment de vérité avec le fameux mot tant redouté : « cancer ».

Il confronte votre patient à sa mort maintenant réelle, palpable. Difficile de reculer. Le voilà au pied du mur, nous voilà avec lui au pied du mur.

Quand je vois sur mon planning de consultation que la vacation réservée aux consultations urgentes est remplie, le sigle (sein) noté entre parenthèses à côté du nom de la patiente par ma secrétaire annonce la couleur : cela sera probablement un cancer. Mes secrétaires sont briefées : le résultat anatomopathologique a été récupéré car une biopsie a souvent été réalisée par le radiologue quelques jours avant.

Après avoir appelé Mme Z. dans la salle d'attente suit un bonjour poli associé à une poignée de mains, tout le monde s'assoit ensuite dans mon bureau et je commence par remplir le dossier médical : nous faisons connaissance.

Mon premier élément de référence est la date de naissance de la patiente : je la compare systématiquement à la mienne comme si j'étais le mètre étalon. Avant moi, j'ai de la chance : c'est du temps de gagné, mais méfiance. Après moi, voilà le temps qu'il me reste, qui s'affiche après avoir fait une rapide soustraction.

J'imagine toujours un chemin sur lequel tombent à l'aveugle des météorites. Le paysage qui borde ce chemin est totalement noir. Je marche en me disant qu'un jour ou l'autre, cela va être difficile d'éviter ce qui tombe sur ce chemin. Comment vais-je alors réagir ? Aurais-je la même lucidité sur ce qui m'arrive en changeant de place et en passant de l'autre côté du bureau ?

L'objectif premier, après avoir fait connaissance avec ma patiente et après l'avoir examinée, c'est de garder la distance, de mettre mon affectif au placard. Expliquer sans émoi, contrôler son humeur, mettre en veilleuse ses émotions tout en restant à portée.

Le deuxième objectif est de tout dire en partant du principe que le patient peut tout entendre. Le chemin de l'annonce n'est jamais stéréotypé. Il faut savoir jauger son patient, l'évaluer. Comme au fleuret, il faut savoir faire une touche par-ci par-là, pour tester son patient : comment réagit-il ? Faut-il le dire maintenant ou bien attendre encore un peu ?

Le point fort de la consultation, c'est le mot « cancer ». La réaction peut être violente sur le plan émotionnel, avec parfois des signes physiques. Néanmoins, le mot est dit.

Enfin, le troisième objectif est d'expliquer les modalités du traitement, avec un deuxième mot redouté : la chimiothérapie, très rapidement suivi d'un troisième : la chute des cheveux.

Dans la plupart des cas, une tumeur cancéreuse du sein dont la taille est de treize millimètres va justifier la réalisation d'une chimiothérapie. À 45 ans, Mme R. présente une tumeur mammaire de quinze millimètres de diamètre : dès que j'ai consulté son dossier médical, j'ai su qu'une chimiothérapie sera très certainement à lui proposer après le geste chirurgical. Dans le cancer du sein, la chimiothérapie est très souvent réalisée dans un cadre préventif. Elle entraîne tout de même une chute des cheveux dans 90 % des cas.

Alors, je préfère jouer franc jeu et ne pas distiller les annonces au fur et à mesure. Un jour l'ablation du sein ; une semaine après l'intervention chirurgicale, la chimiothérapie ; un mois après la fin des cures de chimiothérapie, la radiothérapie… Il vaut mieux, à mon sens, expliquer les différentes éventualités en essayant de préparer le terrain à la plus forte probabilité de traitement. Le verdict final issu des résultats définitifs et de la réunion de concertation médicale est beaucoup plus facile à présenter quand tout a déjà été abordé, esquissé, évoqué.

Tout dire implique qu'il faut savoir, qu'il faut connaître les tenants et les aboutissants de cette maladie. Tout cela peut-il s'apprendre ?

Le cancer, je le connais bien depuis toutes ces années que je le côtoie : j'ai appris à le dépister, j'ai appris à le traiter chirurgicalement et médicalement, j'ai appris à le surveiller, mais jamais on ne m'a appris à l'annoncer.

L'annonce, je l'ai apprise sur le tas, par moi-même, en prenant un peu de chacune de ces consultations auxquelles j'ai assisté étudiant. J'ai essayé de faire la part des choses entre le bien et le moins bien. J'ai appris, si on peut dire, sans cours magistraux, sans livres, comme on apprend une recette de cuisine de grand-mère. Une dose de compassion, une pincée de conformisme, un soupçon d'humour parfois, un nuage de…

Un jour, lors d'un de mes stages hospitaliers, un médecin m'a touché dans son approche lors d'une consultation d'annonce. Il m'a guidé sur le chemin de l'annonce : j'ai puisé le maximum de son expérience pour trouver la meilleure façon de faire.

Mémoires

J'ai toujours été à la fois fasciné mais aussi intrigué par l'annonce. Tout peut se passer pendant une annonce.
J'ai souvent observé les médecins à l'hôpital faisant des annonces car j'ai pu rapidement, dans mes stages d'externat, avoir accès à des consultations. L'annonce d'une maladie ou d'un traitement à réaliser peut se faire certes au téléphone, dans un couloir ou au lit du patient, mais heureusement, la plupart du temps, c'est en consultation dans un bureau que cela se déroule. Au début, je regardais surtout les médecins et fort peu les patients. Je voulais trouver la clef du comment faire. Mais cela n'était pas simple car tous les médecins faisaient différemment pour arriver, à mon sens, au même résultat.
Le savoir médical, qui me paraissait être un pouvoir, se transformait parfois en une appréhension maladive du médecin. Certains avaient peur de parler à leurs patients, ils étaient comme tétanisés.

D'autres se réfugiaient dans l'évitement tant les conséquences de ce qu'ils allaient dire (supposaient-ils) pouvaient être lourdes. Ils pensaient d'abord à leurs patients mais aussi, peut-être, à eux-mêmes. La problématique du méchant médecin agresseur et du pauvre malade agressé ne me semblait pas si évidente que cela.

Quel que soit le diagnostic (annoncer la gale, la syphilis, le sida ou le cancer), la méthode était différente. Certains disaient qu'il valait mieux ne pas dire car de toute façon le patient comprenait tout. D'autres me paraissaient francs et directs, voire abrupts, comme si quand on l'avait dit, c'était dit, et puis du coup on n'y reviendrait pas. Enfin, certains rendaient l'annonce inaudible pour le patient tellement le jargon médical était étoffé à souhait : une sorte de monologue médical totalement indigeste où, dès le deuxième mot, vous ne compreniez rien du tout. Le plus souvent, c'était la fuite dans les solutions thérapeutiques, c'est-à-dire le traitement à réaliser pour libérer du mal ou lutter contre ce cancer.

La notion de protection du médecin fit son chemin. *Si tu t'impliques trop, tu ne tiendras pas, c'est sûr.*

J'appréhendais toujours l'annonce d'une maladie incurable sans possibilité de traitement : cela ne s'est jamais produit, il y avait toujours une solution.

Aucune formation ou enseignement sur l'annonce faite au patient n'était au programme des études médicales. Une vague information nous avait été délivrée en cours de psychologie médicale sur l'annonce d'un diagnostic au patient, par un professeur de psychiatrie semble-t-il, lui-même très mal à l'aise dans son rôle d'enseignant se résumant à : débrouille-toi tout seul.

Très vite, je compris qu'il fallait apprendre sur le tas.

J'ai éprouvé la nécessité de savoir (avoir la connaissance) ; pour annoncer, il faut savoir et pour savoir, il faut travailler. C'était le préalable indispensable. J'ai voulu aussi connaître les réalités du métier de médecin généraliste de mon grand-père lors de remplacements effectués dès la sixième année de médecine.

Comme dans le livre, *La maladie de Sachs*[1], je n'hésitais pas lors d'un doute thérapeutique à prétexter un lavage de mains pour consulter la bible de la médecine, le « Vidal », ou mieux, pour appeler une amie qui avait pris une année sabbatique pour préparer l'internat – joignable presque 24 heures sur 24. Je remplaçais le même médecin régulièrement. Un matin, je vis l'un après l'autre deux patients dont les conjoints venaient de mourir. Leurs visages ne m'étaient pas inconnu, et rapidement je compris que j'avais été amené à prodiguer des soins à leurs conjoints respectifs. Avant que je puisse faire le lien, ils m'annoncèrent de façon placide qu'ils se souvenaient de moi puisque j'étais passé chez eux juste avant le décès de leur conjoint. Je ne retrouvais pas de haine ou de rancœur dans leur voix. L'annonce de ces décès à répétition me bouleversa totalement et même si je n'y étais a priori pour rien, j'étais très mal à l'aise dans cette situation où l'on m'annonçait un cataclysme… Je fus très stressé à l'idée d'ouvrir une troisième fois la porte de la salle d'attente ce jour-là.

Je me suis souvenu des annonces marquantes de ma vie en me disant qu'elles auraient un rôle probable dans celles que je ferai plus tard. Je me rappelle en fait de trois annonces marquantes et ce fut trois séismes. Vous vous souvenez toujours d'un séisme ; le sol tremble, vous déstabilise, on a l'impression que tout s'arrête et puis éton-

1. P. Winckler, *La madadie de Sachs,* Paris, POL, 1998.

namment, avec le temps tout repart un peu comme avant. Vous avez l'impression que rien ne sera comme avant… et puis tout repart quand même. Vous savez toujours néanmoins que cela peut revenir. L'annonce d'un décès familial brutal un matin au réveil, l'annonce d'un acte notarié caché remettant en cause l'amour d'une mère, l'annonce d'une lésion précancéreuse chez un être cher peuvent-elles influencer ma manière d'annoncer afin d'éviter ou d'atténuer un traumatisme chez mes patients ?
Ce matin-là, j'ai eu la sensation de revivre une de ces annonces difficiles. De plus, ces deux décès remettaient en cause mes compétences médicales. Je décidais sans réfléchir d'appeler à la fois mon père, mais aussi le médecin qu'il était (souvent les psychiatres savent trouver les bons mots). J'aurais mieux fait de prendre un comprimé de Prozac… Je pense que le choc fut d'autant plus violent que j'étais dans l'attente d'un réconfort. Tout d'abord, il me rassura en me disant que cela pouvait arriver à n'importe quel médecin mais, plus surprenant, il ajouta que cela m'arriverait à nouveau, en clair que j'en tuerai d'autres.
Me voilà devenu *serial killer* de métier, j'étais totalement anéanti. Après réflexion, je résolus d'arrêter là mon expérience de médecin généraliste.
J'avais réalisé que quand l'annonce d'une maladie porte atteinte à votre intégrité physique (l'ablation d'un sein), psychique (la survenue prochaine d'une maladie d'Alzheimer) ou que vous avez perdu votre âme sœur (ami, amie, mari, femme…), il faut faire face seul à un tsunami, avec la sensation que la vie ne sera jamais plus la même. J'avais réalisé qu'un jour ou l'autre, j'aurais ce pouvoir de faire ou de défaire une vie, un être. C'était un pouvoir mais je refusais de

l'entendre, je ne l'acceptais pas. Il était hors de question pour moi de considérer la relation médecin-malade comme un rapport de forces médecin-dominant/malade-dominé. En effet, même si tout le monde bien-pensant s'accorde sur le pouvoir médical, dire que l'annonce donne le pouvoir m'est insoutenable. Le médecin est confronté à des situations qui le fragilisent, l'isolent. L'annonce est un « exercice » où la préservation du médecin doit rentrer en ligne de compte. C'est le début de la solitude.

Ce métier, que j'avais vu pratiqué par mon père et par mon grand-père, me paraissait moins simple que prévu, notamment au niveau de l'investissement personnel dans la relation médecin-malade.

Le cursus des études médicales pour un médecin spécialiste dure un minimum de six années d'étude générale où l'étudiant, dans ses stages hospitaliers, est appelé externe. Au terme de ces six années, le concours de l'internat détermine deux voies : la médecine générale et la médecine spécialisée. Ceux qui sont admis à ce concours choisissent une spécialité, qui pour un chirurgien dure cinq ans, on les appelle les internes. Après ces cinq années passées dans différents services se pose la question de poursuivre sa formation par un clinicat de deux années au moins, c'est le chef de clinique. À la fin de ce long cursus (bac +13), deux possibilités s'offrent alors au médecin : soit rester à l'hôpital pour devenir praticien hospitalier, voire professeur agrégé, soit s'installer dans le secteur privé à son compte, en clinique.

Différentes consultations d'annonce m'ont marqué au cours de mes études. J'ai voulu les transcrire car elles font partie, elles aussi, de mon fonctionnement de médecin d'aujourd'hui. Ce sont mes mémoires d'annonce, que j'ai intégrées dans mon quotidien de médecin annonceur : mes gènes de l'annonce.

Histoires d'annonce

Le mandarin

Il est grand, plutôt froid, voire glacial, sa blouse blanche est impeccable : c'est le professeur.
Il est rarement seul, souvent escorté d'une horde de médecins (du médecin en herbe au médecin confirmé). Il passe de salle de consultation en salle de consultation. Pour aller plus vite et pour éviter les préliminaires fastidieux tels que l'établissement d'un dossier avec nom, prénom, adresse et profession du patient, celui-ci a déjà été reçu par un externe (médecin apprenti). Cet externe, dès que le dossier est rempli, attend le passage du maître.
Tout à coup, la porte s'ouvre, le seigneur s'avance suivi de sa cour. Il en impose même sans rien dire et il ne va pas dire grand-chose mais cela suffit pour que Ginette F. et son mari Roger soient pétrifiés : ils sont tous les deux sans voix.
« On a vu le professeur, dira-t-elle plus tard, et il doit m'opérer. »

L'ARTISTE

C'est un miasme, un ver de terre que nous allons expédier loin, très loin. Ces cellules insurrectionnelles ne résisteront pas à notre armée valeureuse de combattants motivés. Grâce à l'Endojerthrix associé au Thyrviec, nous allons balayer tous ces soucis… Ces cellules, ces aliens, se sont disséminées et forment maintenant un archipel. Même si elles sont immortelles, j'ai le tsunami pour les éradiquer…

La consultation de gynécologie oncologique

J'ai d'abord assisté à des consultations où rien n'était dit de façon explicite.
Un savant ballet de mots à décoder pour tout dire en ne disant rien.
Un petit lexique médical bien particulier était nécessaire :
Opération = petite journée à l'hôpital.
Anesthésie générale = un voyage dans les nuages.
Cellules cancéreuses = cellules embêtantes.
Ablation du sein = traitement radical.
Chimiothérapie = traitement médical par les veines.
Radiothérapie = brûlure locale qui passe.
Cancer du sein = boule dans le sein qui ne me plaît pas beaucoup.
Les mots « cancer », « chimiothérapie »… étaient donc bannis de ce lexique.
C'était comme un jeu où le médecin excellait ; il était dans la fuite perpétuelle en éludant les bonnes questions et en minimisant les résultats. Il parlait comme on parle à un enfant et généralement l'enfant ne disait rien ; la famille, en revanche, était souvent d'autant plus

inquiète que les propos étaient infantiles. Le médecin était une muraille imperméable à toute question-réponse mais aussi à toute émotion. J'étais assis en observateur passif mais parfois, en fonction des réactions des patientes, l'émotion m'envahissait. Je me « sortais » néanmoins très bien de ces consultations car je n'étais qu'un auditeur libre et l'investissement personnel était moindre. Tout était effleuré et quelquefois j'avais la sensation que la patiente y trouvait son compte. La relation médecin-patient était très superficielle.
Le mot « protection » était souvent prononcé par le médecin annonceur en coulisses. *Il faut se protéger, tu ne peux pas t'investir à chaque fois, personne ne peut digérer le malheur des autres de façon quotidienne.*
J'ai aussi vécu des consultations où nous étions « à la NASA ». C'est le terme que nous employions avec mon binôme quand nous assistions à ces consultations.
« Madame, j'ai quatre points à vous expliquer.
Le premier est que l'exérèse de cette néoformation intramammaire est impérative. Le curage ganglionnaire axillaire est indissociable du premier geste, avec pour les deux prélèvements une analyse anatomopathologique extemporanée.
Le deuxième est qu'un traitement complémentaire médicamenteux par voie parentérale est indispensable afin de réaliser une lyse d'éventuelles cellules cancéreuses organiques extramammaires. Ce traitement génère une asthénie et entraîne aussi fréquemment une alopécie avec une neutropénie, cette dernière est le plus souvent corrigée par l'injection d'inducteur cellulaire de type Neulotugen.
Le troisième est qu'un traitement local par propulsion d'électrons permettra de garantir une diminution notable du taux de récidive au niveau mammaire.

Le quatrième est qu'un traitement médicamenteux, cette fois-ci par voie orale, sera administré pendant cinq ans sans effet secondaire notable bien qu'une ostéodensitométrie et qu'un bilan lipidique soient prescrits dans les deux premières années à titre systématique selon la recommandation. »

Nous étions à la Nasa, haut lieu scientifique où le commun des mortels ne comprend rien aux techniques de lancement d'une fusée ou de largage d'un satellite sur telle ou telle orbite. Lors de cette consultation, je regardais surtout le patient : perdu, hagard et abattu par tant de nouvelles. Souvent, à la fin de la consultation, il se tournait vers moi, très inquiet et interrogatif, cherchant probablement une traduction.

J'ai vécu aussi la consultation d'annonce littéraire, avec envolées lyriques totalement délirantes ; ce professeur émérite associait fréquemment à son texte des mimiques et des effets de mains. Une fois, dans le couloir du service, je l'ai surpris en train de se regarder parler ou jouer dans la glace qui trônait dans l'entrée. Il ne lui manquait qu'une cape. Des batailles cellulaires étaient mimées ; les bonnes cellules contrent les mauvaises, dites insurrectionnelles. Le Taxitol (produit de chimiothérapie) passait à l'attaque en franchissant, voire perforant la membrane basale des cellules rebelles alors qu'aucun autre produit n'avait pu le faire auparavant. Les renforts arrivaient grâce à l'apport de la radiothérapie per-opératoire. La cellule appelée le malin succombait devant le déchaînement des forces du bien dirigées par le professeur ici présent (Aragorn des temps modernes en référence au *Seigneur des anneaux*).

Celui-là même se permettait parfois de donner ses spectacles dans un couloir du service, dans une chambre à trois lits ou pire au télé-

phone. Son but final était souvent de glisser le mot fatidique tout de même une fois.
« Eh oui, je réponds à votre question, c'est vous qui me le demandez : c'est un cancer. »
J'étais catastrophé par ce type de communication.
Annoncer une bonne nouvelle au téléphone me paraît possible mais annoncer le mot « cancer » me paraît impossible. Ce professeur avait l'art néanmoins de me faire rire dans ces moments tragiques, tant de fougue et de talent de comédien légèrement égocentrique passaient en fait très bien chez ses patients. Ils étaient le plus généralement médusés, sidérés par le personnage mais étonnamment en confiance. Les familles ne supportaient pas l'acteur, respectaient le professeur et se rebellaient fréquemment au bout d'un certain temps contre le maître des lieux dans des discours assez agressifs, mais Aragorn s'en sortait toujours par une pirouette.
« La vie, la mort ou le jour, la nuit », disait-il à l'assistance déconcertée. « À plus, compagnons de route », rajoutait-il. Le temps de réagir, il avait disparu.

L'ANNONCE À PLUSIEURS

Dans la grande salle d'examen, le professeur arrive avec son chef de clinique et son aréopage d'internes et d'externes. La consultation se fait sur quatre salles d'examen dans lesquelles les patients ont été au préalable installés par l'infirmière : tout cela va, de ce fait, beaucoup plus vite.
« Dieu que cela est typique », dit-il en regardant la lésion ulcéro-nécrotique de monsieur T. « Si vous ne trouvez pas le diagnostic, j'abandonne l'enseignement », dit-il toujours sans avoir cru bon de regarder le patient.
Au nom des différents diagnostics émis à haute voix par la suite médicale, le patient s'affaisse comme si le fardeau était de plus en plus lourd. « La syphilis », essaye un interne chevronné. « Non débile », répond le maître. « La gale », dit un autre. « Non mais je rêve, c'est tout de même évident », s'énerve le professeur. « Le sida », ose un externe. « Non, mais cela ne va pas de dire des choses comme cela, enfin messieurs, réveillez-vous », explose le chef de service. Le besoin de plaire avait permis toutes les audaces diagnostiques. Le chef de clinique, avec sa plaquette rouge agrafée sur son torse, abrège l'énumération et le supplice de tous : « C'est un pemphigus vulgaire, monsieur. » « Bravo… », conclut le patron en changeant de salle de consultation pour aller faire un autre brillant diagnostic.

La consultation de dermatologie

Mon binôme Jérôme et moi-même débutions un stage dans un service de dermatologie en tant qu'externes : nous étions en cinquième année de médecine. Nous étions aussi tous les deux sacrément sous le charme d'un médecin consultant de ce service. Son allure et sa classe naturelle ravissaient Jérôme. Cette dermatologue était spécialisée dans les problèmes d'acné juvénile. Ses apparitions prenaient la forme de véritables défilés haute couture, elle était constamment en représentation. Dégagements de mèche de cheveux frontale à répétition, col de blouse remonté, teint impeccable, grain de peau parfait, parfumée à souhait, sa présence, tel un mannequin, irradiait dès son entrée dans la salle de consultation. Le bref regard consenti au patient se transformait ensuite en un regard à la loupe des lésions cutanées du patient : c'était à son tour d'être en représentation. À vrai dire, un certain public était présent. On retrouvait, dans la salle de consultation, l'infirmière, l'élève infirmière, l'interne de spécialité et parfois la dame de salle qui se faisait prier pour sortir de la salle après l'avoir nettoyée. Après une expertise soigneuse du bout des gants, car il ne fallait surtout pas toucher les lésions, elle attendait un diagnostic pertinent de la part du jeune médecin que j'étais.

« Diagnostic, s'il vous plaît. » Il fallait que l'externe trouve le nom de la maladie. Nous étions à *Questions pour un champion*.

Le diagnostic, si je ne le trouvais pas, n'était pas donné au patient médusé mais au mauvais élève que j'étais. Dès que la maladie était trouvée, commençait alors une dictée indigeste, une énumération de lotions diverses et crèmes variées. Le tout était à appliquer matin, midi et soir. Tout cela était dicté à grande vitesse et c'était à moi de rédiger l'ordonnance. L'exercice fini, nous passions dans la salle d'à côté où le même manège recommençait. Je devais trouver l'acné juvénile, le psoriasis, le zona, le pityriasis et j'en passe. Parfois l'échange patient-médecin était invisible !

L'étiquette avec le nom du patient était collée sur mon ordonnance par le chef de clinique, après une correction des fautes et avant de donner l'ordonnance au patient, qui était reconduit par l'infirmière.

Je mettais un point d'honneur à être le plus nul des externes, tant pour les diagnostics que pour la dictée. Je demandais souvent des explications sur les prescriptions médicamenteuses pour ralentir la consultation. Une fois, j'ai commis l'irréparable : j'ai demandé au patient s'il avait compris.

Une autre fois, elle insista lourdement sur un de ses principes fondamentaux devant une jeune femme atteinte d'une acné faciale féroce : « La crème nourrit les boutons, croyez-moi mademoiselle. » Cette jeune femme complexée par cette maladie de peau disgracieuse écoutait abasourdie cette icône de mode crémée à souhait, avec une peau lisse et indemne d'imperfection. Malgré tout cela, Jérôme était envoûté, moi, au fil des consultations, beaucoup moins. Je rêvais souvent de l'apparition d'un eczéma facial surinfecté chez cette Claudia Schiffer de la dermatologie.

J'avais remarqué un autre médecin consultant en dermatologie, dont le physique était moins attrayant puisqu'elle ressemblait beaucoup plus à une cuisinière qu'à un top model. Plutôt de forte corpulence, elle parlait terroir mais elle dégageait de la sympathie. Rapidement lassé de Claudia, je décidais un matin de suivre avec son autorisation le docteur M., que nous appelions entre nous Maïté en référence à une célèbre cuisinière.

Nous étions aux antipodes de la miss Monde.

Minimum trente minutes de consultation : « Bonjour monsieur, bonjour madame, l'externe peut-il assister à la consultation ? » Interrogatoire poussé sur les antécédents du patient, examen de la lésion sous toutes les coutures, regard final dans les yeux du patient pour lui dire invariablement la même phrase : « J'ai la solution à votre problème. »

Les solutions étaient parfois hilarantes mais toujours de saison : couper une figue sur l'arbre, récolter la sève de la queue, l'appliquer sur la verrue et si cela ne marche pas, je ne vois que la solution du rebouteux ou du magnétiseur.

« Mais attention, madame, enlever le feu, c'est un don du ciel qui ne se monnaye pas, sinon la personne perd ce don. »

Tout était recette de grand-mère, agrémentée tout de même de quelques médicaments. On oubliait souvent le diagnostic pour ne retenir que les solutions.

C'était de la cuisine médicale, les patients repartaient généralement ravis, mais parfois inquiets car ils se demandaient où ils allaient bien pouvoir trouver tous ces fruits, plantes, condiments et autres.

Le téléphone

Le téléphone est un moyen de communication formidable. Qui pourrait dire le contraire ? Pourtant, faire une annonce au téléphone, c'est une catastrophe.

Ce que j'ai entendu avant

« Allô, je vous entends mal. Ah, c'est bon enfin, oui c'est grave. Eh oui, il va falloir opérer. Mais votre médecin traitant ne vous a rien dit ? C'est un cancer, il est petit néanmoins… »

Ce que j'en ai fait après

« Bonjour madame, c'est le docteur P., nous devons nous voir demain comme prévu pour les résultats de vos analyses, mais j'ai eu ces résultats ce matin plus tôt que prévu et ils sont bons : pas de mauvaises surprises, il y aura bien de la radiothérapie et un traitement par comprimés à prendre. Le pronostic est excellent : tout correspond à ce que nous avions envisagé la semaine dernière. À demain… »
Le téléphone, c'est maintenant dépassé. L'annonce de demain se fera-t-elle par SMS ou mail ?
La Dépêche du Midi titre à la une le 14 janvier 2025 : « Dès l'obtention du résultat de sa biopsie mammaire, Mme R. a pu bénéficier de la nouvelle recommandation de la Caisse primaire d'assurance maladie : transmission de résultat par SMS. » Le médecin A15 du secteur nord de Toulouse (zone D4) a transmis dès réception par SMS le résultat de la biopsie mammaire à Mme R., patiente 2455.C'est un réel progrès…

Le regard et la voix

La consultation d'interprétation

Mme Z. revient une semaine après l'intervention réalisée sur son sein gauche dans l'attente du verdict final. Elle n'attend pas le diagnostic, qu'elle connaît déjà, mais comme elle dit, elle voudrait savoir à quelle sauce elle va être mangée.

Je l'avais prévenu des différentes éventualités thérapeutiques avant l'intervention (chimiothérapie, radiothérapie, hormonothérapie, reprise chirurgicale éventuelle avec ablation du sein). Son cas était difficile car rien n'était véritablement prévisible et de ce fait l'annonce préopératoire avait envisagé différentes possibilités de traitement, allant du plus simple au plus lourd.

L'annonce fut malheureusement qu'il fallait envisager le plus lourd des traitements. À ma grande surprise, alors que j'avais la gorge serrée d'avoir à énoncer toutes ces catastrophes, elle me dit : « Je le savais, docteur, je m'en doutais. »

Je lui répondis aussitôt : « Moi, je ne m'en doutais pas, madame, sinon j'aurais essayé de vous y préparer dès notre première rencontre. C'était une des éventualités. »

Très posée, elle enchaîna : « Je l'ai lu dès le départ dans votre regard et puis dans votre voix, ensuite dans le mouvement et les positions de vos mains. J'ai ressenti tout cela, docteur, je le savais. »

Je n'ai pas insisté sur ma bonne foi. J'ai terminé la consultation impassible, le regard fixé sur son regard, d'une voix monocorde et les mains posées paumes sur le bureau, en lui disant que nous avions un traitement à lui proposer.

Le pronostic est plutôt préoccupant et le traitement n'est pas forcement très efficace. Le sait-elle ? L'a-t-elle vu dans mes gestes ou entendu dans mes propos ? Mon corps m'a-t-il trahi ?

Le pêcheur ou le poisson malin

Vous avez le choix d'être acteur : pêcheur ou poisson malin.
Le point commun à ces deux personnages paraît tout d'un coup évident.
Le médecin, lors de l'annonce, doit jauger son patient, évaluer ses capacités à réagir à telles ou telles situations. Il doit faire des tests, des touches, des tentatives.
Est-il pêcheur ou poisson ? Le pêcheur appâte sa future prise, choisit les bonnes conditions, utilise la bonne canne et le moulinet adéquat. Le poisson malin a tout compris, alors il titille l'hameçon pour apprécier la réaction de celui qui est à l'autre bout de la ligne.

La consultation esthétique de Mme H.

Mme H. est d'emblée très impatiente et plutôt vulgaire dans son langage car, à peine arrivée depuis dix minutes, elle demande à mes secrétaires s'il y en a encore pour longtemps.
« Les médecins sont toujours en retard, c'est chiant. »
Elle est adressée par son médecin traitant. Elle a 30 ans.
Elle est accompagnée de sa mère, leur ressemblance est frappante, à tel point que j'ai l'impression de voir deux sœurs. Mme H. est célibataire et travaille comme cadre dans une société de transport. Depuis un mois, son sein droit lui fait mal mais de là à imaginer qu'elle puisse atterrir dans le bureau d'un chirurgien : elle n'en revient pas.
« Ce n'est pas comme cela que l'on va corriger le trou de la sécurité sociale (en clair, venir voir un chirurgien pour une broutille), le radiologue m'a fait le prélèvement sur la rougeur et il faut que je voie un chirurgien pour le traitement ! »

Ma secrétaire avait pris les coordonnées de Mme H. et avait glissé le résultat de la biopsie mammaire dans son dossier. À la suite de son nom, sur ma liste de consultantes, figurait le sigle (sein) entre parenthèses. Une biopsie avait été faite par le radiologue qui avait vu cette patiente en premier et cette biopsie avait confirmé le diagnostic d'un cancer inflammatoire du sein.

Avec quinze minutes de retard, ce qu'elle me fit remarquer, Mme H. s'installa avec sa mère dans mon bureau. Mon premier regard fut pour la tumeur mammaire de Mme H. qui était manifeste sous son chemisier en lin très fin. Elle posa d'emblée son résultat de l'analyse de la biopsie mammaire sur mon bureau car elle avait elle aussi le résultat : carcinome canalaire infiltrant grade II.

Elles étaient donc au courant. Néanmoins, ce « couple » me paraissait en décalage total avec le véritable motif de la consultation.

En réalisant l'interrogatoire de cette patiente, celle-ci m'annonçait dans ses antécédents qu'elle avait deux passions dans la vie : ses cheveux et ses seins. J'étais déconcerté par cette révélation inappropriée (ce jour-là) et quelque peu originale. Elle les trouvait magnifiques (ses seins et ses cheveux). C'étaient deux des choses les plus importantes de sa vie de femme. Sa mère approuvait cette passion narcissique en hochant de la tête. Plus la consultation avançait, plus je me sentais au bord d'un précipice, d'autant qu'elles voulaient savoir le motif exact de leur visite. Un long chemin de croix commença pour moi : sinueux et tortueux. J'essayais d'avancer dans cette jungle d'incompréhension avec de nombreuses allusions, toutes débouchant sur le mot « cancer », mais je ne voulais pas prononcer le mot, je voulais qu'elles me posent la question. Pas à pas, touche par touche, je titillais la ligne de mes deux pêcheurs assis en face de moi.

Je me refusais à avoir le mauvais rôle, le rôle de l'agresseur ; de celui qui allait faire basculer leurs vies. Je me refusais d'être le méchant, le bourreau qui allait lui dire qu'il fallait enlever le sein : le sien, l'objet de sa passion. Je me refusais d'être l'affreux personnage qui lui dirait que la chimiothérapie ferait probablement tomber ses cheveux tant aimés. J'appréhendais la réaction physique presque plus que la réaction psychique car je pensais qu'elles n'étaient pas prêtes à entendre tout cela. J'avais déjà connu ce type de consultation où à l'annonce du mot « cancer », alors que vous avez pris le temps et que vous pensez que c'est le bon moment, c'est tout de même un fiasco. Tout s'effondre d'un coup : c'est le clash. Le contact est coupé d'un regard.

« Mais que me dites-vous, vous êtes fou, j'ai un cancer, ce n'est pas possible… »

Peut-être voulaient-elles profiter du bonheur de ne pas savoir jusqu'à la dernière minute ? Savaient-elles vraiment ? Elles avaient tout de même dû lire le résultat de l'analyse : la conclusion surlignée indiquait le mot « carcinome ». C'est bien la première patiente qui n'était pas allée sur le Net !

La consultation s'éternisa, s'échoua dans des palabres hors sujet jusqu'au moment où Mme H. mère fit preuve d'autorité et dit : « Maintenant, stop, je veux savoir ce qui se passe. Tout le monde nous rassure mais personne ne nous dit ce qu'il se passe. Je veux savoir. Vous, vous tournez autour du pot », me dit-elle en me montrant du doigt.

Je pensais enfin qu'elles allaient pouvoir ferrer en douceur le poisson malin, j'ai donc décidé de mordre à l'hameçon.

« En effet, nous sommes devant un problème, mais j'ai des solutions tout à fait efficaces à vous proposer. Comme on vous l'a déjà expliqué,

il existe des cellules embêtantes sur le prélèvement effectué au niveau du sein. »
Mme H. fille m'arrêta net et me demanda de façon très brutale : « Je n'ai tout de même pas un cancer ? »
J'ai préféré enchaîner tout de suite, de peur que l'occasion ne se représente pas de sitôt. J'étais conscient qu'il n'y avait plus d'autre voix (ou voie) que celle de la franchise. Celle-ci me paraissait abrupte et non appropriée même au bout de quarante-cinq minutes de consultation, j'ai tout de même sauté dans le vide.
« Oui madame, vous avez un cancer, c'est bien ça. »
La mère devint alors blafarde, voire livide, et me dit de ne pas m'inquiéter mais qu'il fallait qu'elle s'allonge un moment. Elle se coucha sur la moquette de mon bureau entre les deux chaises et me pria de continuer mon explication. Elle était couchée, genoux pliés, levant la tête pour me voir. J'étais perplexe, d'autant que sa fille ne réagissait pas, comme si elle était accoutumée à ce genre de manifestation maternelle. Elle ne la regardait même pas et paraissait enfin réaliser l'évidence : elle avait un cancer du sein. Je pris la peine de me lever et, quasiment à quatre pattes, je pris la tension artérielle de Mme H. mère. Elle me pria à nouveau de continuer disant qu'elle était très bien comme cela. La mère allongée, moi accroupi et ma patiente assise regardant devant elle un peu hagarde. Drôle de scène à trois.
« Continuez, docteur, continuez », me dirent-elles maintenant toutes les deux en chœur.
Je repris ma place et je me mis à tout dire. C'est alors qu'à l'annonce de la mastectomie inévitable et de la chimiothérapie incontournable, Mme H. fille s'est mise à pleurer de tout son corps.

« Vous êtes en train de me détruire, de me tuer, pourquoi vous me dites tout cela, un cancer à 30 ans ? »
Me voilà tueur, c'était écrit, je le savais avant même l'annonce que ce serait moi le bouc émissaire de son cancer.
« Bon, il faut se reprendre, on va y arriver », dit Mme H. mère alors qu'elle était toujours allongée. Elle ajouta sur le même ton après un long silence. « Je voulais vous parler d'un autre problème ; nous devions partir au Maroc dans sept jours et il faudrait nous faire les papiers car je crois que nous allons annuler toutes les deux ce voyage. Est-ce que c'est dans vos cordes ? »
La mère se releva enfin pour enlacer sa fille en pleurs.
La consultation se termina comme elle avait commencé : « Merde, dit Mme H. fille, je vais être en retard. Désolée, il faut que l'on y aille. »
Avant de les faire sortir de mon bureau, je leur ai proposé un autre rendez-vous pour rediscuter de tout cela. Mme H. fille le refusa d'abord mais me rappela le lendemain pour que l'on parle car elle n'était pas sûre d'avoir tout compris.
« Vous m'avez dit que j'avais un cancer oui ou non ? »
Soucis à venir… Le déni de la patiente et de sa mère sont flagrants. Faut-il insister pour que ma vérité s'impose à elles ou abandonner, laisser aller ? J'ai cherché de l'aide en dehors du couple mère-fille mais toute la famille a réagi de façon identique.
Mme H. a préféré se faire traiter par notre équipe après beaucoup d'hésitation, car en définitive toutes les équipes avaient le même discours. Le traitement s'est étonnamment bien passé.
Les cheveux ont repoussé, le sein a été refait et Mme H. envisage un jour une grossesse. Sa troisième passion, c'étaient les enfants. Elle attend mon accord ! Mme H. mère se souvient avec humour de la fois où elle s'est retrouvée allongée dans mon bureau.

L'ÉMOTION

Devant moi, un matin, je découvre Mme K. Son parfum embaume la pièce : impossible de l'ignorer, une sorte de patchouli enivrant. Cette blonde octogénaire sort de chez son coiffeur. Son tailleur, ses boucles d'oreilles sont d'une autre époque mais l'ensemble est cohérent. Elle est assise confortablement. Néanmoins, elle est toute tremblante car elle attend, anxieuse, mon diagnostic : mon annonce. Elle me regarde de la tête aux pieds avec un petit sourire. Je la regarde moi aussi et je n'arrive pas à la voir comme une patiente. Je pourrais être à coup sûr son fils, ou plutôt son petit-fils.
Qu'est-ce que cette dame ressemble à ma grand-mère, j'ai l'impression de la voir. En tout cas, je la sens car son parfum, maintenant j'y suis, c'est celui de mamie. Je l'ai tellement cherché sans le retrouver et voilà que tout d'un coup il débarque sans prévenir avec tous mes souvenirs.
Elle est partie voilà tant d'années, j'aurais aimé lui dire encore et encore. L'émotion m'envahit soudainement, me voilà chez mes grands-parents dans leur grande maison, mamie m'appelle…
Il faut me reprendre, elle va s'apercevoir que je suis troublé, il ne faut surtout pas que je sois submergé par cette brusque émotion. Mais que m'arrive-t-il ? Je déraille.

La consultation de sœur Marie-Dolores

Sœur Marie-Dolores présentait un cancer du sein qui avait été négligé, non pas par elle-même mais par son médecin. Celui-ci lui avait dit à la découverte d'un nodule mammaire que cela n'était pas grave d'autant que les radiographies étaient rassurantes. Six mois après, le nodule ayant grossi, les événements se sont précipités pour sœur Marie-Dolores. Elle avait eu du mal à changer de médecin mais sa famille avait insisté.

Biopsie mammaire, diagnostic de cancer du sein, indication de mastectomie et de chimiothérapie, tout était allé très rapidement. L'annonce de cette perte de chance et de ses conséquences a été difficile d'autant que sœur Marie-Dolores était attachante, touchante dans sa présentation. Elle avait une soixantaine d'années et avait trouvé l'amour après un long célibat. En fait, ce n'était pas une « bonne sœur » mais son attitude, ses vêtements et surtout sa croix autour du cou me faisaient penser à une clarisse. Elle était illuminée et portée par cet amour tardif qu'elle avait tant attendu. Rien ne semblait l'atteindre, même pas ce que je lui annonçais. Le pronostic de sa maladie n'était pas catastrophique mais la sanction chirurgicale était lourde (ablation du sein).

Après lui avoir tout expliqué, d'un coup, sans crier gare, elle prit la parole et me mit dans une situation inédite.

« Que cela doit être difficile pour vous, docteur, d'annoncer cette nouvelle, je vous plains de faire un métier pareil et je prierai en pensant à vous. »

J'ai été désarçonné devant cette compassion sincère et soudaine venant d'une patiente à qui j'avais annoncé une intervention mutilante. J'ai senti que je basculais au sol, comme un judoka subissant un ippon au moment où il s'y attend le moins. Mes yeux commencèrent à me jouer un sacré tour : ils s'humidifièrent de façon intense et je fis des efforts majeurs pour retenir mes larmes coupables. Le silence qui suivit me parut très long, je n'arrivais plus à aligner deux mots. Elle m'avait touché en plein dans le mille.

Je ne me souviens plus du tout comment la consultation s'est terminée mais elle s'est terminée.
Cette situation me poussa à réagir. Il fallait que l'on m'aide. J'ai participé d'abord à des stages d'analyse transactionnelle et ensuite à un groupe Balint. Je ne voulais plus me retrouver dans cette situation où je craquais totalement devant ma patiente.
Sœur Marie-Dolores me reparla longtemps après de ce moment-là : « J'ai bien senti ce jour-là que vous étiez avec moi dans ma peine. »
Malgré tout, à chaque consultation, même des années après, je me méfie non pas d'elle mais de mes réactions.

LE TRAVAIL DU FÉMININ

Au cours d'un repas de travail entre médecins, je suis surpris par le discours d'une gynécologue médicale un peu extravertie. Elle évoque la façon particulière dont un chirurgien annonce à ses patientes leur cancer du sein.
« Mes patientes l'adorent et j'en suis un peu jalouse, avoue-t-elle, elles retrouvent en lui un côté féminin. En fait, il est très “femme” dans son approche avec les patientes, je veux dire qu'elles trouvent toutes qu'il est moins dur que Mme Z., son associée. Je n'insinue pas qu'il est efféminé, ce qui n'est pas le cas, je ne crois pas non plus qu'il soit homosexuel, mais cela est tout de même particulier… »

La consultation d'accompagnement

Mme J. arrive toute énervée en consultation avec son mari ; il y a une semaine, je lui ai annoncé la nécessité de réaliser une mastectomie du fait de l'existence d'un foyer précancéreux très étendu dans son sein gauche.
Mme J. a 36 ans et la pilule est dure à avaler. Nous nous sommes donnés une semaine pour digérer ce qui avait été dit. Internet est formel, article à l'appui déposé sur mon bureau, il y a possibilité de faire ce qu'elle voudrait : conserver l'aréole et le mamelon tout en réalisant une mastectomie. Une prothèse mammaire pourrait être mise en place dans le même temps opératoire. Cette conservation aréolo-mamelonnaire est fondamentale pour elle. Sans aréole et sans mamelon, elle ne sera plus une femme. Nous voilà en situation conflictuelle car l'attitude recommandée par l'équipe de cancérologie n'a pas retenu cette proposition : il est recommandé d'enlever

l'aréole et le mamelon en même temps que le sein. Épuisé à l'avance d'être à nouveau considéré comme l'agresseur, je décide d'avoir l'attitude d'un pèlerin au service de ma patiente. Je me refuse au conflit. Je lui explique qu'il existe une autre réunion polydisciplinaire sur l'hôpital où, si elle le veut, je peux présenter son dossier.
« Je ne suis pas contre vous, je suis avec vous, l'objectif premier est de vous mettre en sécurité par rapport à ce cancer. » *(L'ennemi c'est lui, ce n'est pas moi.)*
La réponse ayant été la même, j'ai décidé avec elle de contacter par e-mail l'équipe réputée qui réalise ce genre d'intervention pour savoir si cette patiente pourrait éventuellement en bénéficier (c'est cette équipe qui a publié le fameux article). Nous essuyons encore un avis défavorable : la patiente n'est pas éligible dans leur étude. J'ai alors insisté pour que Mme J. prenne l'avis d'un confrère. Après trois mois de tergiversations, c'est Mme J. qui décide du jour de l'intervention et du type d'intervention : elle exige un traitement conservateur de son aréole et de son mamelon.
« Ce n'est pas possible, madame, je ne peux pas faire n'importe quoi, lui dis-je.
– Pourquoi ne pourrais-je pas choisir ? C'est mon corps, c'est ma vie, l'autre intervention est inconcevable pour moi. Vous croyez savoir mieux que moi ce qui est bien pour moi. Vous vous en foutez de ce qui m'arrive, c'est vous le boss, le mec, c'est vous qui tranchez. Vous avez la voix douce et posée d'une amie, vous m'avez aidée à prendre des avis et à réfléchir, mais pour le plus important, il n'y a que vous. »
J'étais sûr dès le premier instant que cela se finirait ainsi, je voulais m'épargner le rôle du méchant et il m'est revenu dans la figure comme

un boomerang. Comme dans une légende mythologique, Mme J. insinuait que j'avais pris l'aspect d'un autre ; d'une femme en l'occurrence, pour cacher mon véritable dessein. Je me suis senti agressé. Comment dire à cette patiente qu'elle m'agresse ? Ce n'est pas moi qui ai le cancer, ce n'est pas moi qui suis dans la souffrance.

Un mois après, Mme J. s'est fait opérer par mes soins selon la recommandation de départ : mastectomie totale sans conservation aréolo-mamelonnaire. Je ne l'ai pas du tout vécu comme une victoire mais elle l'a vécu comme une défaite. Le soir de l'intervention, dès son réveil, son premier mot a été pour moi : « Heureux le boucher… »

J'ai décidé de très mal le prendre.

La révélation

Depuis trente minutes, Mme O. se recroqueville de plus en plus sur elle-même. Des syllabes, des mots et des phrases s'assemblent pour former un discours qui ne la touche pas : elle ne peut rien entendre, elle est comme sourde. Son regard est fuyant, brumeux : elle est ailleurs.

Son mari, à ses côtés, paraît abasourdi par la catastrophe qui frappe sa femme. Lui, il entend tout, intègre tout mais ne peut pas réagir. Il est comme figé, changé en pierre. Il me fixe d'un regard grave.

Mme O., âgée de 40 ans, est d'origine portugaise. Elle comprend néanmoins sans souci les complexités de la langue française. Elle est atteinte d'un cancer du sein : une mastectomie est à réaliser compte tenu des trois tumeurs présentes dans son sein. Son mari est également d'origine portugaise, il a les mains calleuses d'un maçon. Voici trente minutes que je les ai fait rentrer dans mon bureau pour leurs annoncer la sanction chirurgicale inévitable. Plus je parle, plus ils se ferment comme des huîtres : je ne sais plus quoi faire, je perds pied, tout s'écroule et je me retrouve moi aussi dans une impasse.

Nous voilà tous les trois seuls au monde, chacun perdu dans son coin.

Le silence est pesant mais il m'aide à réfléchir. Je décide de profiter de la présence de mon chef de service qui consulte dans le bureau qui jouxte le mien. La démarche est peu orthodoxe mais je sais qu'il aura les bons mots, qu'il aura le bon tour de main : la clef. Tout de go, je frappe à sa porte et lui explique en quelques mots mon désarroi. Il est d'accord pour m'aider.

À mon grand étonnement, mon patron aborde le problème totalement différemment : « Bonjour madame, bonjour monsieur, je suis le médecin responsable du service, je connais bien sûr votre dossier. Je viens vous expliquer moi aussi quel est le problème et ce qui est à faire. » Quand tout à coup, la consultation bascule : « Ai-je raison de penser que vous êtes artisan monsieur ? »
« Oui, répond tout de suite monsieur O. qui retrouve l'usage de la parole, Je démonte des escaliers. »
Après trente minutes de discussion sur les différentes techniques d'assemblage et de démontage des escaliers, le visage des deux hommes irradiait d'un bonheur communicatif. Un profond respect réciproque émanait de la conversation. Sans que je m'en aperçoive véritablement, le discours du professeur changea et ses regards se portèrent maintenant plutôt vers Mme O. Celle-ci avait du reste changé de mine au fil des histoires d'escaliers.
Les escaliers : c'était la clef.
L'essentiel et les détails furent expliqués sans émoi, presque sur le même ton que les histoires précédentes : mon maître et son tour de main avaient réussi en trouvant la clef. Moi, j'étais resté devant la porte. Cette consultation fut une véritable révélation.

La consultation d'Ophélie

J'avais bien préparé mon coup : pas d'autres consultations prévues avant une bonne heure, mon bureau était rangé, ce qui est inhabituel.
J'avais revêtu une blouse propre.
J'avais pris soin de nettoyer mes lunettes.
J'avais demandé à mes secrétaires de ne pas être dérangé, je leur avais laissé mon téléphone portable. Elles seules savaient qu'il y avait une annonce difficile dans l'air. Je sentais un soutien de leur part mais rien n'était dit. Mes associés étaient au courant du cas d'Ophélie mais ne se doutaient pas du moment de l'annonce.
J'étais néanmoins désespéré : comment dire et expliquer ces horreurs…
Comme pour un saut à l'élastique, il a bien fallu que je me lance, me disant que, comme pour réciter un poème à mon maître de cours élémentaire, je n'aurai pas de défaillance. À cette époque, pour réciter le poème appris par cœur, debout sur l'estrade, je me

tournais vers le tableau noir plutôt que de regarder mes copains de classe. Aujourd'hui, il faudra faire face.

J'étais prêt à déclencher le pilote automatique : je me suis dit que cela viendrait tout seul : drôle de poème.

Après une dernière vérification, je me suis dirigé vers la salle d'attente et j'ai préféré lui faire un signe de la tête plutôt que de la nommer. Elle comprit mon signe, se leva et se dirigea vers moi. Accompagnée de sa mère, elle rentra dans mon bureau. Sa mère avançait avec beaucoup de peine grâce à des béquilles. Difficile de demander si tout va bien après le bonjour courtois.

J'ai amené petit à petit le sujet sans quitter du regard mes deux patientes. C'était un combat, une bataille contre la maladie que j'expliquais avec des mots parfois déroutants. Il faut tuer, décapiter ces cellules anormales, les décaniller. J'expliquais les avantages et les inconvénients des moyens à utiliser. De mon côté, derrière mes yeux, c'était plutôt : *ne te laisse pas envahir par l'émotion, surtout ne pleure pas.* Je me laissais porter par mon élan comme un tribun devant une assemblée.

Sans me couper la parole (j'étais entre deux respirations), alors que sa mère paraissait exténuée de peine, Ophélie me posa une tirade de questions dont la pertinence me déstabilisa. Le ton presque enjoué, en total décalage avec la gravité de la situation, m'interloqua. « C'est un cancer oui ou non ? Vais-je vieillir avant l'âge parce qu'on va m'enlever les deux ovaires ? Pourrai-je avoir des enfants ? », dit-elle enfin sans aucune émotivité.

J'ai pensé un bref instant à mon fils, âgé de 14 ans, élève de troisième. Ils ont le même âge et ils ne se posent pas les mêmes questions.

Me voilà au pied du mur, répondre ou ne pas répondre. J'ai tendance à tout dire habituellement… Alors j'ai tout dit, en précisant

néanmoins que les analyses devaient être confirmées par une deuxième lecture, sorte d'échappatoire qui me permet d'avancer parfois à tâtons (et si les résultats étaient erronés ?).
« Oui, malheureusement, c'est un cancer. Non, vous ne vieillirez pas avant l'âge car il existe des traitements de substitution. En effet, cela va être difficile d'avoir des enfants. »
Tout était dit et la réaction physique ne se fit pas attendre. Ce ne fut pas du côté d'Ophélie qu'elle arriva mais du côté de sa mère. Celle-ci s'effondra prise de multiples convulsions spastiques. Ce fut la panique dans mon bureau. Le temps que j'aille chercher à la hâte du secours, mes deux patientes avaient quitté les lieux. Mes secrétaires, désemparées devant cette situation inédite, ne purent me dire qu'une chose : « Elles sont parties derrière vous, on n'a pas compris. » J'ai décidé de ne pas courir après elles. J'ai eu la sensation d'avoir été totalement nul. Le lendemain, j'ai appelé Ophélie au téléphone, qui m'assura que tout allait bien et que sa mère s'était remise, j'ai décidé avec elle d'attendre la relecture des analyses…

La consultation

L'INCONNUE

Le dossier m'a été donné par ma secrétaire et d'un coup, à l'appel de son nom, me voilà en face de Mme X. qui manifestement dès le premier échange a besoin d'un avis : « J'ai un cancer du sein, je crois. »
Mon interrogatoire commence : nous essayons de faire connaissance.
Elle a un nom de jeune fille (elle est donc mariée, mais elle peut aussi l'avoir gardé alors qu'elle est divorcée).
Elle a mon âge à quelques mois près (information mineure).
Elle habite ma ville (banal).
Elle est mère de famille, asthmatique et a été opérée de l'appendicite (tout cela est aussi assez banal).

Elle prend une contraception orale : elle a donc a priori des rapports sexuels et surtout un mari, un ami ou des amis. Elle peut également avoir tout simplement des règles douloureuses et prendre une pilule pour les calmer.
Sa mère a eu un cancer du sein : information précieuse car elle doit connaître certaines étapes du traitement (cela date néanmoins de vingt ans).
Elle côtoie la preuve vivante de l'efficacité de la médecine pour traiter cette maladie.
Sa mère est morte… mince (est-elle morte de son cancer du sein ?).
En fait, je suis devant une totale inconnue. Malgré un interrogatoire poussé, comment vais-je aborder ce problème sans savoir qui j'ai véritablement devant moi ? La lettre de son médecin ne laisse rien transparaître…

Dire ou ne pas dire

« Il ne peut pas l'entendre, ne lui dites pas, docteur.
Il faut tout me dire, docteur, ne me cachez rien.
Allô, je suis sa fille, je ne suis pas sur place, j'habite à Paris et j'aurais aimé savoir ce qui se passe, dites-moi.
Bon, docteur, vous pouvez nous dire maintenant que nous sommes seuls… »

Faut-il dire le mot ou les mots : cancer, ablation du sein, chimiothérapie ? Comment ne pas le dire quand c'est la vérité et qu'on vous la demande ?

Il faut évaluer son patient mais aussi son entourage, tenter des approches et bien analyser les réactions. Le pêcheur va-t-il ferrer d'un coup, réagir au quart de tour ? Est-il prêt à attraper le poisson, à apprendre ce qui se passe ?

Le moment opportun, le médecin se lance. Cela lui permet également de « se lâcher ».

Je pense qu'il faut dire le mot ou les mots, à la fois pour le patient et pour le médecin. Pour établir une relation de confiance, il faut d'abord établir une relation entre deux êtres humains.

Le médecin peut aussi avoir besoin de dire à son patient la vérité (pas forcément toute la vérité) pour se libérer du poids du secret.

Je lui ai dit qu'elle avait un cancer, je suis honnête avec ma patiente même si je veux la protéger, je suis aussi honnête avec moi-même : nous sommes maintenant en confiance.

« J'ai confiance en vous, docteur.
– Vous pouvez, madame. »

Le miroir

Mme H. est psychologue, elle s'est découvert un matin une boule dans le sein.
L'annonce de son cancer, puis de sa mastectomie et enfin de sa chimiothérapie a été presque facile.
« Docteur, vous venez de me dire que ce sein qui est mien me fait un coup pendable : un cancer. Mon corps et moi sommes pourtant très copains depuis des années. Certes, je n'ai jamais aimé mes seins, toujours trop gros, trop voyants : ils me le rendent bien… Docteur, je ne peux que conclure que mon corps m'a trahi. »
Est-ce que j'ai assez aimé mes pieds ?, s'interroge le docteur, j'ai actuellement une tendinite qui me fait atrocement mal…
Est-ce qu'un corps peut trahir l'âme qu'il porte ?
Et moi, dans tout ça, qu'est-ce qui va me tomber dessus ?
Je fais toujours le même rêve : je marche lentement sur un chemin un peu raide, le paysage n'existe pas, il n'y a que le chemin. C'est comme dans le livre du Petit Prince, je suis sur une planète toute petite, déserte et irréelle. Tout en marchant, tombent du ciel de grosses, voire d'énormes météorites, elles sont inévitables, elles arrivent d'un coup, ne préviennent pas…
La même patiente, alors que je suis en train de réaliser avec difficulté sous anesthésie locale l'ablation de son site implantable (site qui a servi à réaliser la chimiothérapie), me répond instantanément quand je lui demande si elle n'a pas mal : « Non, je n'ai pas mal, c'est vous qui avez mal pour moi. »
Un jour, c'est sûr, je vais me prendre une météorite sur la tête.

L'annonce faite, la réponse de cette patiente, sa réaction étonnante m'obligent à me regarder. Elle vient de recevoir une de mes météorites imaginaires.
Néanmoins parfois, c'est un sentiment inverse un peu troublant qui peut m'envahir : un sentiment d'invulnérabilité. Tous ces patients qui défilent toute la journée avec leurs maladies et moi je n'ai rien : je traverse indemne cette pluie de météorites sans qu'aucune n'arrive à m'atteindre. Ce sentiment m'incommode à chaque fois et j'essaye de m'en débarrasser mais il revient souvent.

L'avez-vous déjà eu ?

J'ai annoncé à Mme L. voici deux ans qu'elle avait un cancer du sein. À chaque consultation de suivi, il a fallu supporter sa hargne, sa rage envers moi et envers son ex-cancer. Elle a beaucoup écrit et m'a fait profiter durant ces deux années du basculement de sa vie de femme mais aussi de couple. J'ai reçu en recommandé de nombreuses lettres de plusieurs pages chacune.
À chaque consultation, je supportais de moins en moins son ton, ses jugements, ses certitudes, ses attitudes, enfin presque tout. J'étais à deux doigts de la reprendre et de lui dire stop, mais chaque fois j'arrivais à me contrôler. Je mettais presque un point d'honneur à me maîtriser lors de ces combats redoutables. J'ai compris qu'elle était mal dans sa peau de malade. J'ai donc décidé que ces consultations ne seraient plus un combat. Je ne voulais pas tomber dans la pitié. Je voulais lui montrer par mon écoute attentive que je n'étais pas son bourreau. Ses flèches, qu'elle décochait sans cesse, m'épuisaient au point d'appréhender chaque consultation.

Ce jour-là était particulier pour nous deux. C'était son dernier jour de surveillance : notre dernière rencontre.
Dès qu'elle s'assit devant moi, Mme L. fut très agressive envers moi, comme à son habitude : son regard, son attitude, ses mimiques. Elle m'expliqua à nouveau son parcours de soin avec toutes les étapes de son traitement. Le tout fut agrémenté de nombreux détails : la chute de ses cheveux, la perruque, la prothèse mammaire, l'atteinte de ses ongles, ses nausées, ses fatigues.
À l'heure du bilan, c'est un énorme champignon nucléaire qu'a subi sa vie par mon intermédiaire, me dit-elle. Je suis souvent dans son discours le déclencheur, l'homme par qui tout a commencé. Je supporte tant bien que mal ses attaques personnelles permanentes car elle n'attaque jamais ma compétence à la traiter, c'est plutôt le manque de soutien, de cocooning dont elle se plaint. Mon armure et mon bouclier de chevalier me paraissent avec le temps de plus en plus efficaces et ses flèches ricochent : rien ne peut m'atteindre. C'est en plus aujourd'hui le dernier jour : je ne vais pas craquer, je vais même sûrement le fêter. Néanmoins, c'est aussi son dernier jour et Mme L. est encore plus déchaînée qu'à l'habitude. Celle-ci m'exécute en me disant : « Vous-même, si vous ne l'avez pas eu, vous ne pouvez pas comprendre. »
Elle avait trouvé la faille. Malgré mon écoute, mes conseils, mes soins, je ne pouvais pas la comprendre. Il fallait que j'ai moi-même un cancer pour pouvoir l'aider. Je ne peux toujours pas oublier cette phrase. Je me regarde dans le miroir en me disant, un jour ou l'autre, je pourrai sûrement mieux la comprendre.

Peu sympathique

Mme H. a pris rendez-vous avec moi sur les conseils de sa voisine. Plus elle parle au médecin que je suis, qui au début l'impressionne, plus elle se sent d'après elle envahie d'une certaine confiance. Plus elle raconte par le menu ses péripéties médicales, ses problèmes familiaux et les circonstances de la découverte de sa maladie actuelle, plus elle sait que c'est le bon chirurgien.
Elle le perçoit, elle a enfin trouvé : le courant passe.
En fait, ce fut dès le premier regard, m'avouera-t-elle ensuite : elle a su que j'étais le bon, ce fut comme un coup de foudre.
Pour moi, l'histoire va en sens inverse. Dès la première phrase, cette patiente m'a profondément incommodé. Son discours, son odeur, tout m'a gêné chez elle, même son mari muet assis à ses côtés. Insupportable moment où d'emblée mon patient m'indispose. Difficile d'apprécier tout le monde, difficile de soigner un patient antipathique. Bien sûr, nous n'avons pas à juger mais à soigner. Mes patients ne sont pas mes amis.
La prise en charge de cette patiente fut un calvaire personnel. Je priais le ciel pour que son regard s'éclaircisse, qu'elle voie en moi mon dégoût à son sujet mais rien n'y faisait. J'étais froid mais professionnel, impassible au sourire permanent de Mme H. et de son mari.
Il était hors de question que je laisse passer sans réagir la moindre ineptie qu'elle pouvait m'infliger. Je m'obligeais à rectifier ses propos au moindre écart de sa part. La consultation devenait vite fatigante pour moi. Malgré cela, Mme H. avait réponse à tout et était animée d'une foi en moi grandissante, à mon grand désespoir.

« Ce que j'aime chez vous, c'est que l'on peut discuter. Jamais, je n'ai vécu cela avec mon médecin traitant. »
Il aurait été juste que mon voyage avec Mme H. soit bref.
Après la chirurgie mammaire et la chimiothérapie, ce fut le temps de la radiothérapie. Le traitement était terminé : je pensais être enfin libre et pouvoir confier à mon tour cette charmante patiente à son expéditeur mais les éléments se déchaînèrent contre moi. Mme H. développa un cancer du sein controlatéral juste après la fin de sa radiothérapie. « Vous savez, docteur, je vous aime bien, mais là, cela commence à faire beaucoup… »

Le ring

Le ring : c'est la scène d'un combat entre deux boxeurs.

La consultation d'un enseignant

Même si la profession n'est pas forcément demandée en début de consultation, le patient enseignant est facilement repérable. Enseignant, c'est sa fonction, qu'il soit psychologue, médecin, professeur des écoles. Il a du mal à se positionner en tant qu'élève par rapport au médecin, qu'il assimile au maître. Lui ou elle qui véhicule le savoir éprouve une certaine difficulté à passer de l'autre côté de la barrière.

ARIAS a tout lu, ARIAS a tout vu.

Alors, on peut tout entendre : le plus souvent, un savant amalgame d'éléments véridiques produit des conclusions sur leurs maux et les traitements à réaliser assez déconcertantes.

Internet est leur Bible même s'ils vous disent qu'il faut s'en méfier, comme pourrait dire un médecin. Ils sont dans la consultation comme sur un ring, au combat : le pouvoir est à prendre. Il faut prendre le pouvoir des mots, du jargon médical. Le médecin doit constamment se positionner en tant que dominant pour ne pas se faire dominer. C'est épuisant. C'est une véritable joute médicale. Comme les gamins qui jouent dans la cour de récréation à ce nouveau jeu qui fait fureur, Pokemon, Mme E. abat d'abord une première carte, puis c'est au tour du médecin d'abattre la sienne, jusqu'à l'uppercut final. Mme E. a parfois, en dernier lieu, une carte maîtresse, un atout majeur. Le médecin y est très sensible et ne peut pas se protéger de cette arme fatale, même s'il a gagné le combat des connaissances.

« Monsieur, je suis désolée mais je n'ai pas confiance et je préfère en rester là : ce n'est pas vous qui m'opérerez. »
Cette ultime attaque ne remet pas en cause les capacités de comprendre de la patiente. Elle fragilise le médecin car celui-ci ne peut contester ce manque de confiance.
Plus le médecin se positionnera dans un rapport dominant-dominé lors de la consultation, plus il aura l'avantage et donc mieux il pourra s'en sortir.
Mme F. se présente dès qu'elle rentre dans mon bureau : « Je suis médecin, cela va vous faciliter le travail… »
Ma réponse est invariablement la même : « Nous allons, madame, si vous le voulez bien, faire justement comme si vous ne l'étiez pas. »

LE FIASCO TOTAL

À 18 h 30, dans mon bureau, un malaise s'est installé brutalement. J'ai cru bien faire en disant tout, comme me le demandait Mme H., mais tout s'est cassé quand je lui ai dit le mot « cancer ».
Il est vrai que la journée a été semée d'embûches professionnelles mais aussi personnelles. Cette procédure en justice pour une peccadille me fait douter de tout. Les interventions chirurgicales du matin ont été difficiles. Le moment n'était peut-être pas le bon pour faire cette annonce. Je pensais pouvoir gérer tout en même temps. D'un autre côté, je n'avais pas trop le choix, difficile de prendre une après-midi de repos. J'avais pensé que mes mots, mes phrases énoncées avec une voix calme et posée glisseraient comme l'eau sur une feuille, comme d'habitude. Comme un pilote de ligne, j'avais branché le pilote automatique. Je me suis égaré. Ma patiente n'a pas voulu entendre le mot « cancer » et d'un coup, le fil s'est cassé : tout s'est effondré. En un rien de temps, j'avais devant moi une étrangère.
J'ai alors tout repris à zéro, pas à pas, mots à mots, j'ai pu péniblement rétablir le contact, le courant.
Le traitement a eu lieu : la chirurgie, la chimiothérapie et enfin la radiothérapie suivie de l'hormonothérapie. La patiente est toujours là, elle tient à me voir une fois par an minimum avec ses examens : cela la rassure. À chaque visite, le malaise revient de mon côté car je me souviens de ma consultation d'annonce, à mon sens catastrophique. C'est ma petite madeleine, celle-ci n'a pas bon goût : elle est amère et aigre.

À chaque consultation, Mme H., patiente modèle, va toujours ponctuer son « bonjour docteur » d'un « comment allez vous docteur aujourd'hui ? »

Étonnant, là où je m'attends à des reproches mérités, Mme H. prend soin de moi. À croire qu'elle a senti mon malaise premier et mes appréhensions lors des consultations suivantes.

La médico-légale

Aucun chirurgien ne peut occulter ce problème : un jour ou l'autre, si ce n'est déjà fait, il devra faire face à une attaque médico-légale. S'il l'oublie un moment, le jour où il reçoit sa prime d'assurance en responsabilité civile, c'est comme une piqûre de rappel plutôt douloureuse. Fautif ou non, il sera mis en cause sur sa pratique… La prime d'assurance en responsabilité civile n'arrête pas d'augmenter d'année en année pour atteindre des sommes effarantes (18 500 euros en 2009).

Mme J. est assise devant moi et je débute la consultation en remplissant son dossier médical. Nous en sommes au début, au commencement d'une relation médecin-malade, car elle est atteinte d'un cancer du sein et le traitement sera long. Dès que les renseignements administratifs sont notés dans son dossier médical, s'installent le doute et les questions.

Ce sera peut-être elle mon prochain procès, ma prochaine patiente déchaînée contre moi, me couvrant non pas de cadeaux pour l'avoir sauvée, mais de lettres recommandées injurieuses pour l'avoir mal informée, ratée, négligée et j'en passe.

Alors, dans mon oreille, monte peu à peu la voix de mon assureur :

« Fais une information claire et précise, audible pour ta patiente. Fais un schéma explicatif pour le procès ; ton avocat pourra prouver que tu as expliqué l'intervention et le traitement.

Marque la date sur le schéma, donne-le à ta patiente mais pense à faire une photocopie.

N'oublie pas de faire signer le consentement pour l'intervention que tu as prévue, sinon je ne te couvrirai pas. »

La consultation médico-légale

Je viens de recevoir ma prime annuelle de responsabilité civile professionnelle, dite la RCP, et chaque année, après s'en être acquitté, c'est comme un rappel à l'ordre. La menace d'un procès plane lors des interventions chirurgicales. Durant la consultation, la méfiance s'installe. Le médecin est censé délivrer une information claire et compréhensible au patient : jusque-là, la loi paraît juste. Tout se corse sérieusement quand on demande au médecin de faire la preuve qu'il a fait cette information. Il s'est donc instauré, à la fin des consultations qui précédent un acte chirurgical, un cérémonial digne d'un cabinet notarial. Des fiches informatives standard sont imprimées, elles sont lues avec les patients pour qu'enfin ces patients les signent.

C'est devenu maintenant une obligation légale, de plus, c'est exigé par mon assureur.

Autant dire que dans certains cas, l'ambiance de la consultation se dégrade. Le patient comprend alors que les schémas réalisés pour expliquer sa maladie vont servir au médecin à prouver qu'il a fait une information claire et intelligible. Le troisième homme, c'est l'assureur.

Le médecin devient très méfiant à l'égard de son patient. *C'est peut-être lui ou elle qui va m'intenter un procès.*

Le médecin s'est transformé en notaire ; il fait signer des actes. Ces actes seront consignés dans le dossier de la patiente et le couvriront en théorie au cas où son patient l'attaque pour manque d'information.

Mme V. est atteinte d'un cancer du sein et, après la première intervention, les résultats ne sont pas ceux qui étaient attendus. Un nodule mammaire de cinq millimètres a déjà envoyé des cellules au niveau des ganglions axillaires, de plus des cellules cancéreuses se sont propagées localement au niveau du sein. Le verdict est sans appel : il faut réaliser une chimiothérapie et une mastectomie est recommandée.

La patiente se fige tout au long de la consultation d'annonce, sa famille ne dit rien et je décide de temporiser ; de leur donner du temps pour prendre du recul, réfléchir, prendre un autre avis médical. Quinze jours passent et après en avoir rediscuté, une autre intervention est programmée. Une sorte de catalepsie s'est installée chez cette patiente dès qu'elle m'aperçoit. Voici le discours de son mari la veille de la deuxième intervention. C'est l'unique fois où je l'ai entendu parler : « Vous êtes pour elle un oiseau de mauvais augure, vous ne lui annoncez que des catastrophes. Ne vous étonnez pas qu'elle réagisse comme cela. »

Pendant l'intervention, les résultats tombent, il faut enlever le sein. Je décide néanmoins de ne pas le faire, je ne le sens pas. Cette patiente muette, immobile à ma vue, ne m'a jamais donné son accord verbal. Jamais, elle ne s'est exprimée clairement. Elle s'est réfugiée dans un mutisme pathologique.

Six jours après l'intervention chirurgicale, elle était toujours figée dès que je rentrais dans sa chambre. Le psychiatre du service m'annonça pourtant que tout allait bien chez elle. Il avait senti un malaise mais celui-ci était dû aux circonstances : c'était réactionnel… J'étais perplexe…

J'ai préféré convoquer la famille et j'ai annoncé à tous les résultats définitifs. Une mastectomie s'imposait. Les résultats en main, je les ai tendus à ma patiente devant sa famille pour qu'elle

réagisse enfin. Elle laissa tomber les feuilles au sol. Un mois après, la mastectomie fut néanmoins réalisée dans le même contexte.
Les principaux griefs de cette patiente lors du procès (elle avait retrouvé l'usage de la parole et savait même crier) furent le manque d'information et surtout le manque d'explication des résultats anatomopathologiques. Je lui avais enlevé le sein comme ça sans discussion. J'étais Satan même huit ans après…
J'ai dû subir dans le calme cette injustice manifeste : lettres d'injures en recommandé, convocation devant l'expert en présence de la patiente et de sa famille, tentative de conciliation…
Le juge aura un bon mot devant cette furie : « On ne peut pas reprocher au docteur P. de vous avoir mal traité de votre cancer car huit ans après vous êtes toujours très vivante… »

Monsieur Internet

Internet, c'est le nouvel intervenant virtuel de la consultation. Il est à la fois incontournable et indéfinissable.
Alors je me l'imagine : c'est un petit homme de 50 ans environ, chauve à lunettes, perpétuellement en activité, dans une grande, voire immense bibliothèque. Débordé mais efficace, il n'a qu'un objectif : s'acquitter du travail qu'on lui demande, le plus vite possible, sans forcément être sélectif. Sa production est énorme : articles scientifiques, mais aussi témoignages, la quantité prime sur la qualité, un seul mot-clé va lui donner beaucoup plus de travail que plusieurs associés…
Impossible d'être son copain. Moi, je ne le reconnais pas : je trouve qu'il pollue mon discours mais je ne peux pas l'éviter sous peine d'avoir une image d'ancêtre réfractaire à tout progrès. Alors, j'écoute Internet dans la bouche de mes patientes, je ronge mon frein, il m'incommode mais je fais un effort tout en restant vigilant. Ce petit bonhomme tourne, rôde et puis s'installe dans mon bureau. La relation médecin-malade en pâtit bien évidemment : cette référence suprême pour la patiente devient mon plus grand ennemi. Je le vis souvent comme une perte de confiance du patient envers moi.
Il faut constamment rectifier les dires du petit bonhomme car ils sont rarement adaptés au cas de la patiente et rarement bien interprétés par celle-ci. En fait, la difficulté ne vient pas de lui, car c'est un travailleur consciencieux, mais de l'interprétation de ce qu'il produit.

Internet, le troisième homme

Mme R. présente une lésion cancéreuse diffuse dans son sein gauche. Elle a appris cela suite à une biopsie réalisée par son médecin radiologue.
Un matin d'avril, sans aucune appréhension, elle était allée au centre de radiologie faire une mammographie : c'était sa première. À 50 ans, elle a reçu une lettre disant qu'elle pouvait bénéficier d'un dépistage national du cancer du sein et que du coup, superbe aubaine, elle avait gagné une mammographie gratuite.
Gratuit ; le mot magique qui peut déplacer les foules.
Comment pouvait-elle envisager la suite ?
Elle n'est pas malade, elle est même en pleine forme et vient de réaliser un exploit : elle a couru le marathon de Paris en quatre heures. Elle ne fume pas, elle a allaité ses trois enfants et elle s'éclate dans son travail de chef d'une grosse agence immobilière. Quand le résultat de la biopsie est tombé, elle a déboulé dans mon bureau dans un état de rage majeur.
« Quelle idée j'ai eu d'aller faire cette mammographie ? Je suis complètement conne avec le travail que j'ai ce mois-ci. »
Personne n'avait osé aborder le problème du résultat et surtout du traitement. D'entrée de jeu (est-ce un jeu ?), elle sortit de son sac Versace un paquet d'articles tirés du petit monsieur de la grande bibliothèque. Articles de presse, articles scientifiques, page du journal local sur la course à pied au profit du cancer du sein, témoignages Doctissimo de gigi6594 sur son expérience des différentes cliniques de la ville, copie de l'annuaire des gynécologues de la région. Tous les items sélectionnés par le petit monsieur avec les

mots-clés carcinome/sein/Midi-Pyrénées avaient été soigneusement photocopiés. C'est en fait sur un forum que Fleur de cactus lui avait conseillé de venir me voir.

« J'ai vu sur Internet que carcinome ce n'était pas forcément un vrai cancer et pour moi, il est écrit carcinome infiltrant ? »

La chute va être brutale : Internet et Fleur de cactus ne seront d'aucun secours pour ma patiente. L'idée de tout lui dire d'un coup, glacial, m'a effleuré l'esprit une minute tellement cette patiente, avec son Internet, m'a énervé : « Madame, vous avez un véritable cancer, il va falloir faire une ablation du sein, ensuite une chimiothérapie, suivie d'une radiothérapie associée à une hormonothérapie. »

Quelquefois, certaines patientes m'énervent, leur cancer n'arrive pas à gommer l'enveloppe négative qu'elles me présentent. On n'est pas obligé d'apprécier ses patientes, même si ce sont les nôtres. Tout nous rappelle que ce sont nos patientes ; notre nom suit le leur pour toutes les étapes de leur parcours médical. Il faut être motivé parfois pour les prendre en charge, pour faire ces annonces, car pour être honnête, certaines d'entre elles sont insupportables.

Souvent, les réunions de soignants, soit dans le service, soit avec les autres médecins qui s'occupent de ces patientes (chimiothérapeutes, radiothérapeutes), nous permettent de nous épancher sur le caractère caustique ou le comportement franchement intolérable de l'une ou l'autre.

Franchement, quelle histoire, j'aurai dû me méfier, Fleur de cactus avait marqué que ce médecin était plutôt direct.

L'URGENCE OBSTÉTRICALE

Un soir de garde vers 21 heures, Magali, la sage-femme, m'appelle sur mon portable. Il faut que je vienne car elle est très embêtée avec une patiente. Elle ne peut pas m'expliquer le problème au téléphone.

Mme K. est arrivée aux urgences de la clinique vers 17 heures pour des douleurs abdominales très intenses qu'elle supporte depuis huit jours. Mais ce soir-là, elle n'en peut plus, c'est trop douloureux. Elle a 35 ans et arbore d'après le médecin des urgences un étonnant sourire, plutôt crispé néanmoins par moment. Elle a mal. Elle souffre de constipation opiniâtre depuis des mois, ponctuée de crises de colique spastique hyperalgique. Malgré les nombreuses thérapeutiques prescrites par son médecin généraliste, son mal est rebelle. Elle n'a pas pu attendre le rendez-vous qu'elle a demain avec un gastro-entérologue pour réaliser une coloscopie qu'elle espère salvatrice. Aux urgences, après l'attente inévitable du samedi après-midi, une radiographie de l'abdomen est effectuée. Le médecin, ahuri par ce qu'il vient de voir à la radiographie, décide un transfert immédiat au bloc accouchement en formulant de vagues explications à la patiente. Il signale à la sage-femme qu'il existe deux colonnes vertébrales à la radiographie…

Mme K., d'origine française, comprend très bien le français, mais paraît néanmoins plutôt rustre. Maquillée à outrance, elle est accompagnée de son ami qui est borgne et peu loquace. Elle l'a appelé à la rescousse car elle ne comprenait pas ce qu'elle faisait dans un bloc d'accouchement, de plus elle devait être examinée par une sage-femme qui n'arrêtait pas de poser des appareils sur son ventre algique. La sage-femme paraissait très inquiète, venait et revenait dans la salle d'examen où elle était allongée, percluse de douleurs. Son ami était arrivé aussitôt, ils vivaient heureux ensemble depuis trois ans. Les esprits commençaient à s'échauffer. La sage-femme, pour calmer le jeu, leur avait dit que le médecin gynécologue arrivait tout de suite. Ils étaient surpris tous les deux de se retrouver dans une maternité. Pourquoi cette excitation ? Pourquoi appeler le gynécologue ?

Mme K. était enceinte. C'était plutôt de neuf mois que de trois mois. La sage-femme était très embarrassée car non seulement la patiente ignorait son état, ce qui paraissait inconcevable à neuf mois, mais malheureusement la grossesse était interrompue : il s'agissait d'une mort fœtale in utero à terme chez une patiente en travail. Ses douleurs : c'étaient des contractions utérines.

L'intérêt de cette annonce, c'était bien le seul, a été son caractère rapide et peu réfléchi. Je suis arrivé juste après la famille de Mme K. J'avais compris sur le chemin que cette patiente était enceinte. La future belle-mère, elle, n'avait pas imaginé la chose : à peine arrivée, elle était relativement énervée et commençait déjà à vociférer sur la sage-femme.

J'ai tout expliqué à ce couple médusé. Il a fallu éviter de faire trop durer l'annonce d'une grossesse, car je percevais déjà une lueur dans le seul œil de l'ami de ma patiente, pour passer rapidement à l'annonce du décès de ce bébé non imaginé. Mme K. présentait des contractions utérines de plus en plus douloureuses. Elle voulut bien se faire examiner et le verdict fut clair et net : travail obstétrical en cours, six centimètres de dilatation, macération de la tête fœtale en sablier dans le vagin.

Les événements se précipitèrent ; il fallut passer au bloc opératoire pour réaliser l'accouchement sous anesthésie générale. Mme K. paniqua complètement et l'extraction fut laborieuse : un garçon de 4 550 grammes !
Rapidement, l'ambiance au bloc obstétrical se dégrada à nouveau. Une hystérie collective s'était abattue sur la famille de ma patiente, dont les membres au fur et à mesure étaient arrivés aux nouvelles et n'en avaient pas. Lorsque j'ai annoncé une deuxième fois la double nouvelle à cette famille survoltée, ce fut très stressant pour moi. J'étais seul face à tous ces inconnus déchaînés, leurs cris d'incompréhension résonnèrent dans tous les étages de la clinique, il fallut en dernier lieu leur montrer le corps du fœtus, avec l'accord du papa, pour qu'ils se calment enfin. Ce ne fut qu'à l'annonce du poids fœtal que j'ai constaté un abattement général et que les voix se turent enfin.
Je crois que c'est une des pires annonces que j'ai faite, d'autant que je me suis senti piégé, seul contre tous et presque responsable. Pour évacuer ce vécu difficile, j'avais déjà ressenti à l'époque le besoin d'écrire cette histoire.

VOLTE-FACE

Mme R. est tellement contente de ses résultats qu'elle exulte : tout cela est relativement communicatif. Tout a commencé de façon assez troublante : Mme R. a exactement mon âge, la même date de naissance. De plus, nous avons le même lieu de naissance : nous sommes nés le même jour au même endroit…

Totalement inouï, comment ne pas comparer ma vie à la sienne. Moi seul connaissais cette étrange coïncidence. En écoutant le récit de sa vie médicale lors de l'interrogatoire de la première consultation, avec ses étapes heureuses et malheureuses, je voyais également défiler la mienne.

Durant son hospitalisation de quelques jours pour l'ablation d'un cancer du sein, tous les résultats possibles avaient été envisagés à sa demande : reprise chirurgicale avec mastectomie de rattrapage et/ou curage axillaire complémentaire, enfin la fameuse chimiothérapie tant redoutée.

Elle voulait tout savoir, elle ne se contentait pas d'attendre comme moi les résultats définitifs. Elle voulait les toucher du doigt pour mieux s'y préparer. Mais surtout, elle me répétait sans cesse qu'elle voulait vivre pour ses enfants, pour son mari, sans jamais dire qu'elle voulait vivre aussi pour elle.

Rapidement, elle avait tout compris : ses questions étaient de plus en plus pertinentes et me poussaient tous les soirs un peu plus, lors de ma visite, dans mes retranchements. Elle évoquait ces statistiques dont je n'aime pas parler avec leurs taux de récidive, de survie globale, leurs taux de mortalité…

Le mot « chimiothérapie » suscitait chez elle un regard perçant, cherchant à découvrir derrière le mien la réponse non dite, le sentiment caché. En effet, à chaque fois qu'elle mettait le sujet en avant, je me défendais en disant que nous attendions les résultats définitifs. L'évocation d'une chimiothérapie justifiait sa prise d'anxiolytique, ses crises de larmes ponctuelles et l'arrêt net de sa logorrhée.

Le jour où les résultats « tombèrent », Mme R. se jeta sur moi pour m'embrasser de façon tellement spontanée et subite qu'elle s'en excusa immédiatement. Son mari, présent et éberlué par la réaction de sa femme, me regarda en suscitant mon indulgence. Trop contente, « c'est topissime, c'est le pied ». Elle était rouge écarlate d'émotion, moi j'étais un peu mal à l'aise devant ces effusions incontrôlables, son mari était assez gêné, ne reconnaissant plus sa femme, d'habitude si réservée.

« Nous sommes passés à deux doigts de ma chimiothérapie puisque vous m'aviez dit qu'une tumeur de treize millimètres justifiait une chimiothérapie : la mienne ne fait que dix millimètres. »

Trois jours après sa sortie, Mme R. demanda à me voir en consultation pour me poser une question supplémentaire : « Quel est l'intérêt véritable d'une chimiothérapie dans mon cas ? »

Mme R. a bénéficié d'une technique opératoire assez récente permettant de n'enlever que le premier ganglion qui est le premier relais des cellules cancéreuses du sein avant un départ éventuel vers ailleurs : le poumon, le foie, les os… Lorsque ce ganglion appelé sentinelle est négatif, il n'est pas recommandé d'enlever les autres : l'acte chirurgical est donc moins lourd et sans conséquence sur le bras par la suite. Le risque : c'est l'éventualité d'un autre chemin et la méconnaissance de cellules cancéreuses qui auraient pu prendre cet autre chemin. Sur le plan statistique, le pourcentage que des cellules cancéreuses aient pu passer outre le premier ganglion est faible : 2 %.

Il est maintenant recommandé à 46 ans de ne pas proposer une chimiothérapie à une patiente dont la tumeur est inférieure à dix millimètres, même si la tumeur est agressive, quand le ganglion sentinelle est négatif. Mme R. a tout compris : à trois petits millimètres près, elle aurait pu « bénéficier » de cette fameuse chimiothérapie tant redoutée.

Au fur et à mesure de mes explications, elle réalise et je réalise aussi qu'elle est en train de changer d'avis : elle veut vivre, être en sécurité, en faire plus que pas assez. Elle a l'exemple de sa meilleure amie qui n'a pas survécu, voilà trois ans, à cette redoutable maladie. Moi qui l'avais préparée à une chimiothérapie éventuelle, me voilà en train de la dissuader de la faire.

Et si c'était ma femme, qu'aurions-nous décidé ?

Je lui explique alors le consensus, les recommandations, mais aussi les statistiques sur le pronostic de survie dans tel ou tel cas avec le calcul du bénéfice-risque à réaliser une chimiothérapie.

Mme R. exige maintenant sa chimiothérapie : c'est son passeport pour sa vie future. Elle comprend que son suivi dans l'attente d'une rechute va être terrible. Elle veut faire le maximum pour être tranquille. Pourquoi ne pourrait-elle pas choisir son traitement si elle pense que c'est mieux pour elle ?

Faut-il me battre pour elle ? Je suis persuadé qu'un jour, peut-être demain, son cas recommandera une chimiothérapie préventive. Sur dix patientes que je traite d'une tumeur cancéreuse du sein, six « bénéficient » maintenant du fameux traitement, alors qu'elles n'étaient que trois en 1990. Bientôt la taille ne comptera plus, seule l'agressivité de la tumeur justifiera une chimiothérapie.

Je ne sens rien

L'enchaînement de ces derniers événements fait un peu tourner la tête de Mme L.
Mammographie, échographie de contrôle, IRM et enfin biopsie mammaire se suivent de jour en jour. Les consultations chez son médecin traitant et chez sa gynécologue se soldent par une convocation chez le radiologue. Celui-ci lui annonce qu'une visite auprès d'un spécialiste du cancer du sein est impérative quel que soit le résultat de la biopsie.
« J'ai reçu, dans le cadre du dépistage, une ordonnance pour faire une mammographie et me voilà devant vous, vous êtes au bout de la chaîne. Depuis le début, je le dis et le redis mais personne ne m'écoute : je ne sens rien dans mon sein, je ne suis pas fatiguée et surtout je n'ai aucune douleur. »
Tout est clair pour moi, les résultats confirment les images : Mme L. présente un cancer du sein d'au moins vingt millimètres pour la lésion principale avec une extension ganglionnaire axillaire probable. Son examen clinique est par ailleurs strictement normal.
Je commence à avancer à tâtons car il va falloir annoncer le cancer, la mastectomie et en suivant la chimiothérapie. Au premier mot difficile annoncé avec prudence : « cancer », Mme L. m'arrête d'un regard et d'un mot : « Stop ! Je ne sens rien et je n'ai pas mal, un cancer cela fait mal. J'ai l'impression d'être dans un cauchemar, un mauvais rêve. Je ne sens rien, ce ne sont que des images. Vous êtes tous fous. »
Lui dire qu'elle va bénéficier de la politique de dépistage mise en place en ayant fait sa mammographie avant tout signe clinique me

paraît peu opportun. Lui dire que l'on peut la soigner alors qu'elle ne sent rien me paraît délicat. Tout est difficile pour moi aussi, c'est un cauchemar. L'ultime argument réside en trois mots et n'a aucun rapport avec sa maladie bien présente sur tous ses examens radiologiques et anatomopathologiques : *faites-moi confiance.*

Le pilote automatique

La journée va être très dure, j'ai été de garde toute la nuit et les urgences se sont succédé sans cesse, je n'ai pas trop dormi. Ma femme vient d'être opérée d'une lésion précancéreuse cutanée et nous attendons les résultats. Ma fille aînée est infernale, cela doit être la crise de l'adolescence. Mon petit dernier me déconcerte, je viens d'être convoqué par sa maîtresse car il l'a dessinée nue sous sa douche (c'était censé être un cadeau car elle vient de se faire opérer de la thyroïde, et sa remplaçante n'a rien trouvé de mieux que de demander à ses élèves de lui faire un dessin pour agrémenter sa convalescence). Mon père est malade et il n'arrête pas de me harceler : je suis le médecin de la famille et je dois répondre à toutes ses questions à tout moment. Il voudrait que je me renseigne sur l'euthanasie car il ne veut pas être un poids pour la société…

Hier soir, il y a eu la fameuse réunion de concertation pluridisciplinaire de cancérologie où j'ai pu présenter mes dossiers. Aujourd'hui, mes dossiers ou plutôt mes patientes attendent dans la salle d'attente, impatientes probablement de connaître le résultat de nos discussions. Je suis épuisé, trop de soucis m'empoisonnent, je ne sais pas si je vais pouvoir assumer tout cela.

J'aurais bien envie de fuir, de partir. Faire ce qui me plaît : marcher dans les canyons dans la sierra de la Guara en Aragon, jardiner mon potager, aller au cinéma, dormir ou même ne rien faire.

Mme R. rentre dans mon bureau avec son fils et je me mets à rêver que je suis un pilote de ligne fatigué par un décollage stressant qui enclenche son pilote automatique. Je me surprends à déblatérer, tel un robot, mon texte, mes phrases fétiches, mes pauses nécessaires, mes schémas explicatifs, mes légères pointes d'humour. Je me sens totalement dissocié du texte que je déverse sur ma patiente et son fils. Cette prose vient toute seule, me voilà acteur récitant par cœur ce qu'il a appris. Un mauvais acteur qui n'est pas là : il est en sommeil, au repos.

Mes yeux se posent sur les résultats sans les lire, se posent ensuite sur Mme R. sans véritablement la voir. J'ai l'impression d'être l'occupant d'un corps étranger, qui répond certes à mes ordres. C'est une enveloppe extérieure, une protection, une armure. Je suis dans ma tour d'ivoire, au repos. Je suis derrière mes yeux à la commande du robot que l'on veut que je sois : le médecin annonceur.

La métastase

Cette Mme Z., je l'aimais beaucoup : nous discutions souvent de choses et d'autres, c'était une des rares patientes à me demander si j'allais bien en rentrant dans mon bureau. Je connaissais aussi son mari : nous avions vécu ensemble les différentes opérations de sa femme, m'avait-il dit un jour, comme si j'étais de leur famille. Elle, de son côté, n'hésitait pas à me dire que je lui avais tout fait. Elle n'avait pas tort (nodule mammaire, ablation d'un sein et de l'utérus, ablation des deux ovaires).

Le suivi d'une patiente atteinte d'un cancer du sein est assez succinct : une mammographie annuelle et deux examens cliniques par an. Alors, au moindre symptôme, une radiographie, un scanner ou une IRM sont facilement pratiqués au cas où. Quelques nausées avaient justifié la réalisation d'une échographie abdominale chez Mme Z., celle-ci, contre toute attente, avait mis en évidence une volumineuse métastase rénale droite. Mme Z. m'avait donné le compte rendu de cet examen sous enveloppe comme on vous donne une publicité dans la rue. Personne n'avait osé lui annoncer le résultat et elle-même, fait rare, n'avait pas ouvert l'enveloppe. À la lecture du résultat de l'échographie, j'ai eu énormément de mal à cacher mon désarroi devant une métastase rénale de dix-huit centimètres. Un rendez-vous avait été promptement pris avec l'oncologue. J'étais très préoccupé par l'avenir proche plutôt difficile de ma patiente.

La découverte brutale de cette récidive m'a véritablement contrarié. Sa maladie avait été plus forte que moi, elle s'acharnait sur cette patiente que j'estimais beaucoup. Je n'étais pas préparé à vivre cela, surtout dix ans après notre première rencontre.

J'avais annoncé la récidive mais je m'étais bien gardé d'annoncer l'avenir proche. Je ne voulais pas entendre de ma propre bouche l'inévitable pronostic : j'ai eu ce jour-là un bon réflexe de protection. Mme Z., prise en charge par l'oncologue, ne donna plus de signe de vie, ce qui me paraissait normal. De mon côté, je préférais mettre aux oubliettes l'image de Mme Z. car son souvenir était toujours douloureux : je lisais à peine les courriers la concernant de peur d'y apprendre d'autres catastrophes. Je me forçais à effacer Mme Z., lâchement, certes, mais j'étais dépassé par l'évolution de sa maladie. Le tourbillon de mon activité professionnelle me faisait oublier la mort annoncée de ma patiente. Je reçus, de mois en mois, de moins en moins de lettres de l'oncologue. Toujours très techniques, ces lettres me faisaient facilement imaginer que l'état de ma patiente s'aggravait vers l'irrémédiable. Mise en place de l'Herceptine, protocole de chimiothérapie type Taxoter, Xeloda ou Avastin, résection de la tumeur rénale, thermocoagulation hépatique, lâcher de ballon pulmonaire… Tous ces traitements s'enchaînaient sans fin, néanmoins un jour viendrait où…

À chaque hospitalisation, même sans rapport avec son cancer, j'étais son médecin référent sur la clinique : j'étais donc prévenu de tous ses faits et gestes. Malgré mes efforts, tout me rappellait Mme Z., jusqu'à son mari que je retrouve un jour devant mon bureau, la mine triste. Je m'attendais au pire : « elle est morte », ou même « elle est en soins palliatifs, qu'en pensez-vous docteur, ne faut-il pas tout arrêter ? » Non, ce n'était pas pour aujourd'hui. Il venait me demander mon avis sur la réalisation chez sa femme d'un essai thérapeutique. « Cela prendra cinq minutes, docteur, vous avez toujours été de bon conseil. On propose à ma femme de rentrer dans une étude nationale, elle va être tirée au sort pour savoir si elle continue ou si elle arrête sa chimiothérapie… »

Quelques mois après, un matin, je suis troublé par un nom sur mon planning de consultation : celui de Mme Z. Ce n'est pas possible, c'est un homonyme. Ma secrétaire, en vérifiant à ma demande l'identité exacte de la patiente, me dit : « Mme Z., mais elle est déjà là dans la salle d'attente, c'est votre patiente. »

Dès que je me suis présenté dans la salle d'attente, je n'ai pas eu besoin de dire son nom que Mme Z. s'est levée d'un coup et s'est précipitée dans mon bureau. Après un « bonjour, comment allez-vous docteur ? », traditionnel, Mme Z. me dit : « Je viens pour le frottis cervico-vaginal. »

Le frottis cervico-vaginal !

J'étais à dix lieues du frottis cervico-vaginal.

Très amaigrie mais pimpante, j'ai eu du mal à la reconnaître ; au bout d'une minute, la mémoire me revint. La dernière fois que je l'avais vue, c'était il y a quatre ans, ce que confirme le dossier médical, pour la découverte de sa métastase rénale. Je la reconnais enfin malgré sa fonte pondérale et sa perruque, c'est bien Mme Z., ma patiente.

J'avais l'impression de voir une revenante, un fantôme venant hanter ma consultation ce jour-là. Il m'a fallu un certain temps pour réagir normalement. J'avais la même sidération que le jour où je lui avais annoncé la catastrophe : sa récidive. La médecine et ses progrès avaient permis l'inimaginable à mes yeux.

« Nous avions bien senti avec mon mari, quand vous avez eu le résultat de l'échographie abdominale, que ce résultat n'était pas bon, mais tout s'est bien passé et je voudrais que l'on fasse le frottis pour m'éviter un autre problème… »

La légende d'appropriation

Mme J. a relativement bien supporté le lourd traitement de son cancer. Le regard des voisins et son arrêt de travail forcé ont été plus difficiles à gérer.

La chimiothérapie avec la chute des cheveux, la mise en place d'une perruque en plein été, l'ablation du sein avec le port d'une prothèse, la radiothérapie avec la brûlure cutanée : toutes ces étapes, elle les a aussi endurées sans jamais se plaindre. Elle a même affronté la dépression de son mari. Elle a également fait face à ses dix employés qui la voyaient déjà morte et à ses banquiers qui n'étaient plus tout à fait décidés à lui prêter avec les mêmes conditions.

Elle est maintenant en rémission. On pourrait penser qu'elle va pouvoir se poser.

Mme J. se présente un matin à la consultation sans rendez-vous.

« Mais on s'est déjà vus voici deux mois, madame, tout le bilan était normal !

– Oui, je sais, je vais bien, mais il y a un détail qui a tendance à m'envahir l'esprit. Au début, je ne pouvais pas réfléchir mais aujourd'hui j'ai pris le temps. Je pense que vous avez omis de me dire l'essentiel sur ma maladie. »

La voilà qui se lance dans la description minutieuse de son vécu, le jour où je lui ai annoncé son cancer (la neige, les gens de la salle d'attente, la réflexion de ma secrétaire, l'odeur de mon bureau, ma tenue, mon regard mais surtout mes mots).

« Vous ne m'avez pas dit pourquoi j'ai eu ce cancer, certes ce n'était pas important, mais aujourd'hui c'est essentiel pour moi de savoir. D'après vous, les médecins, il n'y a pas d'explication. Moi, je pense savoir… » Un long silence s'installe, je n'ose rien dire.

« J'ai eu, un an avant mon cancer, un choc psychologique majeur et c'est l'explication, cela ne peut être autrement. J'ai perdu Bigoudi, mon petit yorkshire de 2 ans, écrasé par une voiture… » Il est difficile d'être un médecin cartésien plein de certitude et de lutter contre une explication si évidente. J'ai opté pour le mutisme, je ne peux pas me battre contre un yorkshire.

L'ACR5

La classification ACR permet de classer les images de mammographie en cinq catégories : ACR1-ACR2 (image normale), ACR4 (image suspecte devant motiver un contrôle histologique), ACR5 (image fortement suspecte d'une lésion cancéreuse), et enfin ACR3 (image peu inquiétante devant motiver un contrôle radiologique).
Mme R. déboule un après-midi dans mon bureau très angoissée. Avant même d'avoir pris ses coordonnées, celle-ci me dit : « J'ai un ACR5 à la mammographie, j'ai un cancer du sein. » Elle enchaîne rapidement avec un ton très agressif : « C'est un connard, on ne dit pas cela aux gens comme ça. On ne balance pas un diagnostic en disant en plus que l'on est débordé et qu'on ne peut pas répondre à toutes les questions. Il m'envoie faire une IRM, une biopsie et je ne sais quoi d'autre. Mais moi, je veux savoir où j'en suis et si je vais m'en sortir de cet ACR5. »
Compte tenu de son état actuel, on peut imaginer que la confrontation avec le radiologue a été houleuse.
Après cinq minutes d'écoute attentive, Mme R. m'écoute enfin. Nous pouvons faire connaissance, remplir le dossier médical, examiner sa mammographie et ses seins.
La mammographie ne me paraît pas inquiétante et avant d'engager un bilan plus poussé, je préfère demander un deuxième avis échographique auprès d'un autre radiologue : « Madame, il faut bien comprendre que le terme ACR5, c'est une image et rien qu'une image. Je ne suis pas du tout persuadé qu'elle corresponde à une lésion mammaire cancéreuse. »
Le radiologue peut voir ma patiente tout de suite : c'est parfait.

Je retrouve Mme R. une heure plus tard totalement anéantie devant la porte de mon bureau. Le radiologue m'a déjà appelé pour me dire qu'il reclassait l'image ACR5 en ACR4, voire ACR3, et qu'il n'était pas du tout inquiet : « C'est une cytostéatonécrose typique et banale post-traumatique. »

Cette deuxième nouvelle rend Mme R. aphasique, c'est son mari qui énonce leur difficulté : « Mais qui croire, docteur, le premier sûr de lui ou le deuxième sûr de lui ? »

Rapidement, je comprends que nous n'allons pas pouvoir en rester là. Cette patiente est accrochée à son ACR5 et pour moi c'est clair : il faut que j'arrive à contrebalancer cet ACR5.

Je négocie une IRM mammaire rapide : son résultat est rassurant mais le doute persiste chez Mme R. Une biopsie est donc programmée. Le radiologue et moi-même sommes sûrs du résultat mais face à ce qui a été dit, nous cherchons aussi à nous protéger d'un excès de suffisance. Nous pensons que le doute de Mme R. sera balayé par cet ultime résultat. Au cours de ses multiples visites, le doute de Mme R. commence à s'estomper. Elle comprend que je n'ai pas envie de l'opérer, ce qui est rassurant car je suis chirurgien. Ce doute laisse place à une colère qui parfois est très violente. « J'ai eu affaire à un nul, me dit-elle en tapant le poing sur mon bureau, tout se paye un jour. J'attends le résultat de la biopsie et j'y vais. »

Le nouvel état d'excitation de Mme R. commence à m'inquiéter, à me faire douter. Je ne doute pas du résultat de la biopsie. Je doute de la pertinence de réaliser cette biopsie.

Comme je l'avais présagé, le résultat négatif attendu de la biopsie a un effet dopant plutôt qu'apaisant chez ma patiente. Elle se rue dans mon bureau et me dit : « Il va me le payer ces quinze jours d'angoisse, je ne le laisserai pas passer, vous avez beau me dire que l'important c'est de ne pas avoir eu cet ACR5, c'est hors de question qu'un danger public puisse continuer à exercer. D'abord, je vais lui casser la gueule, ensuite j'irai au Conseil de l'ordre des médecins. »

La furie n'est pas passagère. Le médecin traitant de Mme R. m'appelle, inquiet de la tournure que prend la situation. Cette annonce a été pour elle un double choc, me dit-il : le premier a été l'annonce d'un cancer, le deuxième, plus difficile à percevoir, a été de gérer ce qu'elle entend être une nouvelle malchance.

« Cela tombe toujours sur moi, je n'ai vraiment pas de chance dans la vie… »

Alors, au pied du mur, peu habitué à ce type de situation explosive, je lui ai proposé de faire comme moi ; d'écrire. D'écrire sa rage, sa colère envers son radiologue, plutôt que d'aller tout dévaster dans son cabinet.

Épilogue : le radiologue reçoit la fameuse lettre, qui devait être sulfureuse, il me fait illico convoquer au Conseil de l'ordre des médecins pour propos diffamatoires à son encontre !

L'annonce de ce cancer a été probablement catastrophique et elle suivra Mme R. malgré tout ce qui a été mis en œuvre par la suite. Elle aura toujours un doute. *Ce qui a été dit a été dit.* L'annonce a été plus traumatisante que le mal attendu, qui lui n'était pas au rendez-vous. Elle a réveillé beaucoup de souffrance chez cette patiente. Quel que soit le verdict final, on a l'impression que l'on ne peut pas lutter contre la première parole ou l'interprétation de celle-ci par la patiente. Un clic sur la souris et, quelques secondes plus tard, l'ACR5 énigmatique se révèle à vous : lésion suspecte d'un cancer du sein.

Pas de chance

Quand Mme V. se présente dans mon bureau ce matin-là, elle est désolée de déranger un spécialiste pour si peu. Sa meilleure amie, qui est infirmière, lui a dit : « Maintenant, c'est fini, je te prends le rendez-vous, tu ne peux pas rester comme ça, les piqûres d'insecte ne durent pas six mois. » Depuis six mois, Mme V. traîne une piqûre de guêpe au niveau du sein droit.

L'interrogatoire est bref chez cette mère de trois enfants, secrétaire de son état et plutôt voluptueuse : elle vient pour me montrer sa piqûre. L'examen se fait dans une salle à côté de mon bureau où elle a préalablement enlevé son pull-over, son chemisier et son soutien-gorge.

Le constat est édifiant : avant de palper, je regarde sous tous les angles comme un amateur d'art devant une pièce de choix, ensuite je touche, peut-être pour y croire, et enfin je palpe. Mme V. présente une tumeur du sein T4N+M0, en clair une énorme tumeur de cinquante millimètres de diamètre du quadrant inféro-interne du sein droit. La lésion, qui ne peut être que cancéreuse, est ulcérée à la peau. Il existe par ailleurs un envahissement des ganglions axillaires : on dit que le creux axillaire est blindé. Tout cela n'est pas de très bon pronostic.

On pourrait croire que Mme V. est dans le déni, qu'elle ne veut pas voir l'évidence, mais il n'en est rien. Une mammographie a été réalisée voici six mois, elle mettait en évidence des ganglions axillaires volumineux et une petite formation mammaire cutanée en rapport probable avec une piqûre d'insecte. Une échographie mammaire réalisée voici trois mois mettait en évidence la même anomalie ganglionnaire et notait une augmentation modérée de la formation

mammaire. Devant l'apparition de marques cutanées mammaires donnant à sa peau l'aspect d'une peau d'orange, Mme V. avait consulté voici un mois son médecin traitant, qui lui avait dit : « Je pense que vous faites une réaction allergique à la piqûre de cette guêpe. »
Mme V. avait douté de son médecin un temps : en effet, pourquoi faire une réaction allergique des mois après la piqûre ? Elle avait néanmoins confiance en lui et s'était rangée à son avis. Elle s'était un peu résignée à attendre le contrôle échographique prévu dans quinze jours quand dans les douches de son club de sport, elle entendit un grand cri. Le cri de son amie. Tout va très vite ensuite et nous voilà face à face.

J'ai l'impression que mon visage va trahir ma pensée, qu'il ne peut pas cacher mon effroi face à cette perte de chance. C'est le terme médico-légal employé dans ce genre d'histoire. Comment recréer un lien médecin-malade avec cette patiente ? Sait-elle exactement ce qui se joue ?

Mon discours devient monocorde, je ne sais pas comment je vais faire pour annoncer cette catastrophe, alors je brode pour gagner du temps, pour trouver la parade. Commenter l'incompétence du corps médical ce jour-là n'avance à rien même si cela me démange parfois. La question de cette perte de temps et de chance reviendra néanmoins sur le terrain un jour ou l'autre.

Mettre à plat ce problème paraît donc indispensable au départ d'un nouveau lien. Mais est-ce vraiment le bon moment et faut-il vraiment en parler ? Je décide d'aborder ce problème sans donner de solution pour pouvoir enfin agir et traiter cette patiente.

D'un côté, je dis à ma patiente que l'image mammaire vue il y a six mois me paraît *a posteriori* suspecte, tout en lui expliquant que

l'urgence aujourd'hui c'est de commencer le traitement. D'un autre, j'écoute aussi le radiologue. « J'en suis malade, me dit-il, comment ai-je pu passer à côté, *a posteriori* c'était évident, mais qu'est-ce qui m'a pris ce jour-là ? »
Nous avons une obligation de moyen et non de résultat : personne n'est infaillible.

LE TRANSGÉNÉRATIONNEL

Fanny a 30 ans. Elle a accouché voici quatre mois de Mathilde. Cette petite fille pesait 3 620 grammes à la naissance, comme sa grand-mère Louise. Elle était toute rousse mais cela n'a guère étonné la famille S. car trois des six sœurs de Fanny sont rousses.

Fanny vient d'être opérée d'un cancer du sein et, avant l'annonce des résultats définitifs, elle me dit sur un ton assez désinvolte : « Ne vous inquiétez pas docteur, ce cancer chez nous, les S., c'est comme la grippe, tout le monde l'a attrapé. » Elle commence alors une énumération pétrifiante de cas de cancer découverts dans sa famille, de branche en branche nous remontons cet arbre généalogique jusqu'à la « fautive » : l'arrière-arrière-grand-mère, Mathilde.

5 à 10 % des cancers du sein sont d'origine génétique, donc héréditaires. Un gène sur un chromosome a un jour muté. La patiente porteuse de ce gêne muté a 80 % de risque de développer un cancer du sein contre 10 % en l'absence de mutation. Toute la descendance peut être porteuse de ce gène et peut par conséquent développer un cancer du sein.

C'est en fait une loterie : vous en avez hérité ou vous n'en avez pas hérité.

La recherche de ces gènes est proposée maintenant assez facilement dès que l'on suspecte une mutation. On se pose peu la question de l'impact de cette recherche. Être porteuse de ce gène signifie en clair que vous aurez un jour ou l'autre un cancer du sein.

« Quand on a fait la recherche du fameux gène sur ma mère, je n'étais pas d'accord, mais son médecin était tellement enthousiaste et puis la recherche, c'est l'avenir. Maintenant que j'ai le cancer, je voudrais faire le test, pas pour moi mais pour ma fille. On ne sait jamais… »

Peut-on vivre avec cette épée de Damoclès au-dessus de la tête ?

L'héritage génétique, voici une histoire ancienne qui prend toute sa réalité pratique dans la recherche de ce gène BCRA1 ou BCRA2 (c'est le nom trouvé pour ces deux gènes responsables de la moitié des cancers du sein familiaux). J'ai tendance à dissuader mes patientes à risque de faire cette recherche génétique car j'ai toujours en tête l'histoire de Claire.

Claire a 35 ans, elle affiche avec détermination son bonheur malgré le fait que je doive l'opérer le lendemain d'un cancer du sein.

« C'était certain, je m'y étais préparé depuis des années : surtout depuis que ma mère et ma grand-mère ont eu leur cancer du sein il y a cinq et dix ans. Si vous croyez que je vais me laisser aller, ma mère et sa mère sont là et bien vivantes toutes les deux, je vais faire comme elles. Je suis heureuse aujourd'hui dans ma vie sentimentale et professionnelle et il est hors de question que toute cette histoire m'affecte. »

Tout s'est passé effectivement comme elle l'avait dit.

Six mois après la fin de son traitement, sa sœur développe, elle aussi, un cancer du sein.

Un an après, lors d'une visite de contrôle, Claire m'annonce qu'elle a fait la recherche du gène et qu'elle attend les résultats (six mois d'attente). Petit à petit, elle réalise qu'elle va devoir affronter une situation beaucoup plus difficile que son cancer. Elle apprend sur Internet que si elle est porteuse de ce gène, il se pourrait qu'on lui propose une ablation mammaire bilatérale associée à la réalisation d'une ovariectomie, elle aussi bilatérale, lors de sa ménopause, vers 50 ans.

En effet, la recherche a ses paradoxes. La tumeur a pu être enlevée en totalité, de plus le résultat esthétique est tout à fait correct, malgré cela, si Claire est porteuse du fameux gène, une proposition de mastectomie bilatérale devra être faite. L'association d'un cancer du sein et d'un cancer de l'ovaire est fréquente chez ces femmes porteuses du gène et une proposition de castration chirurgicale est recommandée à la ménopause.

Oubli de contraception volontaire ou non, Claire m'annonce quatre mois après, dans la joie, qu'elle est enceinte !

Celle qui a tordu le cou à son cancer est tout aussi déterminée à ne pas le transmettre. Le jour où elle doit réaliser la première échographie obstétricale, elle a aussi rendez-vous avec la généticienne pour connaître enfin le résultat : étrange coïncidence.

Le verdict est brutal, Claire est porteuse du gène BCRA1.

« Ma mère m'a fait un drôle de cadeau ! Il est impensable que je transmette à nouveau ce cadeau, mais que va penser ma fille plus tard si elle sait que déjà à trois mois de grossesse (soit douze semaines d'aménorrhée), je savais qu'elle héritera probablement de ce maudit gène ! »

L'après-midi même, devant l'écran d'échographie, Claire est heureuse et insouciante : elle sait qu'elle ne pourra pas savoir si tôt le sexe de son enfant. C'était sans compter ce jour-là sur le zèle de l'échographiste qui lui annonce : « Ah tiens, je vous le dis parce que ce bébé m'a montré ses fesses, c'est une petite fille, c'est rare de le voir si tôt. »

Un grand bonheur suivi d'un grand malheur. Claire ne pourra plus jamais parler de ces instants. « Ce fut le moment le plus difficile de ma vie mais ce que j'ai fait, je ne le regrette pas. » Il est possible en France de réaliser des interruptions de grossesse jusqu'à quatorze semaines d'aménorrhée.

Deux ans plus tard, contre toute attente, Claire m'envoie un faire-part de naissance : des jumeaux, une fille et un garçon. Au dos du faire-part, elle m'écrit ces mots : « Je peux maintenant, docteur, envisager l'ablation de mes deux seins. »
Le chirurgien cancérologue va tout faire pour être conservateur au niveau mammaire, la découverte de ce gène perturbe tous nos schémas : un sein enlevé ne peut pas être remplacé même si la reconstruction s'avère parfois satisfaisante.
En tout cas, faire une simple prise de sang n'est pas dans ce cas sans conséquences.

La déclaration

Dix ans après, la voilà à nouveau devant moi : difficile d'oublier Mlle F. Elle a été néanmoins totalement métamorphosée par sa « tuile médicale », comme elle dit : opérée jeune d'un cancer du sein, cette demoiselle sans gêne au timbre de voix élevé et au langage très cru s'est transformée au fil des années.

Elle aimait bien mon écoute et me l'a souvent dit à sa façon : « Vous, au moins, vous m'écoutez, ce n'est pas comme l'oncologue de mes deux… »

Elle aimait bien me perturber avec son langage de charretière.

« Celle-là, elle me fait chier, si je la croise, je me la fais grave » (elle parlait de sa première gynécologue).

Elle m'aimait bien, même si je lui avais enlevé le sein.

Toujours révoltée, au cours des années de suivi, elle avait gagné en maturité et en distinction : le ton s'était posé, le maquillage outrancier effacé, les piercings étaient tombés. Comme un vieux soixante-huitard, il lui restait une petite chaînette sur l'oreille gauche rappelant son côté un peu excentrique d'antan. Cinq ans après le traitement de son cancer, j'avais arrêté de la suivre mais cela avait été difficile pour elle de se séparer de moi. Elle m'avait néanmoins écouté et avait continué son suivi avec sa gynécologue médicale. Elle passait parfois au cabinet pour voir mes secrétaires, mais aucune n'était dupe quand invariablement elle demandait : « Le docteur Puyuelo va bien ? Pas trop de travail, pas trop de clientes difficiles à gérer ? » Très professionnelles, mes secrétaires répondaient invariablement que tout allait bien et Mlle F. repartait, presque soulagée, tout en disant : « N'hésitez pas à m'appeler s'il a un problème. »

Dix ans après sa première intervention, Mlle F. doit à nouveau avoir recours à mes services : il s'agit d'un cancer du sein controlatéral. Après le gauche, le droit : fatalité, destin ?

Étonnamment, elle vit cette nouvelle tuile avec retenue et presque une certaine sérénité.

« Le plus important pour moi, malgré les galères, c'est que j'ai fait des bonnes rencontres. Aujourd'hui, me dit-elle, vous allez m'annoncer ce que je dois faire pour m'en sortir à nouveau. Je le ferai, je vais bien sûr vous écouter, mais avant j'ai moi aussi un truc à vous annoncer. »

Habitué depuis le temps à cette patiente très extravertie, j'étais concentré sur l'annonce de cette nouvelle catastrophe plutôt que sur celle qu'elle avait à me faire. Son sourire permanent ce jour-là me rassurait, j'avais l'impression que tout allait bien se passer.

« J'ai toujours été amoureuse de vous, c'est maintenant une évidence : vous m'avez sauvé la vie et c'est normal que je vous aime. »

J'étais éberlué, à la fois surpris et contrarié. Qu'avais-je donc fait pour susciter cette passion ? J'avais franchi la limite interdite sans m'en apercevoir. Un bateau égaré dans la tempête, qui se retrouve au petit matin à trente milles nautiques de sa destination première, peut toujours reprendre le bon cap.

J'étais dans une impasse, sans voix, sans mots, dépassé par cette annonce.

J'avais déjà connu une situation similaire mais beaucoup plus stressante. Une de mes patientes s'était entichée de moi à l'extrême. Dans le jargon médical, cela se nomme un délire éroto-maniaque. C'est une maladie construite sur la conviction délirante que l'on est aimé par une personne. Classiquement, elle se compose en trois phases : l'espoir, le dépit et la rancune. Voici quelques années, j'avais vécu d'emblée la phase de rancune, sur un mode agressif, avec une patiente déchaînée me harcelant au téléphone à mon cabinet et même à la maison. Elle était très courroucée par mon désamour à son égard. Elle injuriait ma femme, appelait mes parents pour leur dire que je l'aimais en secret… En clair, un enfer. Les mesures prises avaient été efficaces mais je gardais un mauvais souvenir de cette « aventure » avec une de mes patientes.

Un de mes associés, le plus expérimenté, m'avait donné l'estocade en me disant : « Mais qu'est-ce que tu as bien pu lui faire pour déclencher pareille furie amoureuse ? Tu es un bourreau des cœurs et j'en suis surpris, je ne pensais pas que tu étais comme cela… » J'étais à ses yeux un *« serial lover »* profitant du désarroi de mes patientes pour les séduire.

Comment gérer que ma patiente puisse me voir autrement qu'en tant que médecin dans son rôle de soignant ? Comment gérer que mon attitude puisse être la source de cette passion ? Comment se justifier, expliquer à mes proches, mes collègues, mes secrétaires que je n'ai rien fait pour susciter un tel engouement amoureux ? J'y suis probablement pour quelque chose…

Nous sommes tous différents dans notre approche, notre manière, notre contact avec les autres.

La relation amoureuse, même platonique, est l'interdit, le défendu de la relation médecin-malade. Elle est bannie du cabinet médical car, dans ce cas, tout déraille, tout est remis en question. L'intensité de ces moments d'annonce est parfois telle entre le médecin et sa patiente qu'elle peut susciter l'égarement des sentiments de notre patiente. Cette compassion latente, interprétée et vécue comme de l'amour par la patiente, nous renvoie une image de séducteur involontaire assez culpabilisante, rendant la relation médecin-malade caduque.

Le coach sportif

Mon bureau et mes lunettes sont souvent une sorte de bouclier, de protection.
À l'abri de cette forteresse et de cette armure, rien ne peut m'atteindre.
Néanmoins, ce jour-là, la patiente présente derrière mon bureau est une connaissance, une partenaire, en fait une amie. Elle me connait bien : toute mes manies, mes craintes, au moindre regard le matin, elle a compris si je vais bien ou non, elle sait quand il faut parler ou se taire ; ce n'est pas ma femme, comme on pourrait le croire, c'est mon infirmière de bloc opératoire.
Depuis des années, c'est elle la responsable de mes boîtes chirurgicales, de l'organisation avec la surveillante de ma journée opératoire.
C'est un œil bienveillant, une écoute de tous les jours.
Je connais sa famille sans la côtoyer, elle connait la mienne de la même façon : on s'est bien trouvé.
« De toute façon, je vous le dis, si j'ai un problème au niveau du sein : ce sera vous, c'est tout vu.
– Ne parlez pas de malheur, Mathilde, ce n'est pas parce que nous opérons des cancers du sein que vous allez l'attraper. »

Faut-il soigner ses ami(e)s ? J'ai tendance à dire spontanément « Non, il ne faut pas. »
Refuser de les soigner quand il vous le demande, c'est un peu les trahir, refuser l'obstacle.

Un matin au bloc, Mathilde me dit : « J'ai très mal au sein gauche. »
Une dizaine de jours plus tard, après avoir réalisé mammographie,

échographie, ponction-biopsie, IRM mammaire, c'est le jour du verdict. La douleur du sein gauche n'était rien mais, en réalisant la mammographie, c'est le sein droit, alors muet, qui a fait parler de lui. Le dossier a été discuté en réunion polydisciplinaire de cancérologie : la conduite à tenir est claire pour tous. Dans la salle d'attente, aujourd'hui, je sais que Mathilde, accompagnée de son mari, m'attend.

Elle attend aussi de moi la synthèse de son cauchemar, de ce mauvais rêve que nous faisons depuis dix jours. Impossible de réfléchir à la méthode, impossible de penser à la stratégie, j'ai l'impression que je vais la trahir en lui annonçant le pire. Je n'ai pas pu manger, je n'ai pas pu entendre les plaintes de mes patientes hospitalisées : je suis dans une bulle, seul au monde. Je me dis alors : *Laurent, soit naturel, si tu pleures : pleures, on s'en fout, tu ne peux pas être de glace, fais comme tu le sens, ne cherches pas à dissimuler.*

Tu es, cette fois-ci, dans le bateau, alors tu vas ramer avec eux, tu vas donner le rythme, encourager dans les moments difficiles mais aussi prendre du recul parfois pour ne pas être trop envahissant, trop intrusif. Tu ne peux pas être comme le conjoint ou l'ami fidèle mais tu peux être le fervent supporter et même le coach. Tu as bien senti que parfois tu allais dépasser la ligne blanche à ne pas franchir entre le médecin et son malade. À toi de savoir faire des incursions au bon moment sans trop t'installer.

Un jour, j'ai reçu un courrier de Mathilde.

« C'est le jour du verdict, je vais enfin avoir les différents résultats des examens subis ces derniers jours, je vais avoir les réponses à mes questions si lancinantes, celles qui ont transformé ma tête en une véritable cocotte-minute, celles-ci tournent jour et nuit, toujours

les mêmes mots (tumeur bénigne ? cancer ? ganglions ? grade ? chimio ? douleur ? mort ?).
J'ai rendez-vous aujourd'hui avec le médecin spécialiste du cancer et j'ai peur, peur de ces réponses que je ne veux pas entendre…
Me voilà en salle d'attente, des minutes interminables pendant lesquelles ma cocotte-minute s'emballe, monte en pression, me fait mal. Je ne supporte même plus la main de mon mari sur la mienne et la principale question qui me harcèle : « Qu'est-ce qu'on va dire aux enfants ? Vais-je devoir leur infliger ce que j'ai vécu avec mes propres parents, malades eux aussi ? Ce suspense est insoutenable. Puis c'est mon tour. Nous entrons dans le bureau.
“Bonjour !
– Bonjour docteur !”
Dès le premier regard plus rien n'existe autour de moi, je ne le lâche pas des yeux, je scrute son visage, extrêmement pâle d'ailleurs (ce n'est pas bon signe), analysant chaque mimique, chaque mot, chaque geste, ne voulant rien perdre de ses révélations.
Pendant que je l'observe, il distille avec application les conclusions des examens s'appuyant sur divers documents radiologiques et histologiques.
C'est bien une tumeur cancéreuse, il y en a même plusieurs, certes de petite taille mais c'est un cancer canalaire infiltrant et, comme son nom l'indique, il a tendance à se propager… Le médecin ponctue chaque mauvaise nouvelle d'une lueur d'espoir me laissant entrevoir le côté positif de ces bouleversantes découvertes, il m'affirme qu'il existe un panel de solutions thérapeutiques très efficaces, notamment pour le cancer du sein et qu'il voit tous les jours des patientes traitées depuis longtemps qui vont bien…

Tout à coup, je me demande si c'est bien de moi qu'il s'agit et non du dossier d'une de ces patientes dont je m'occupe si souvent (je suis infirmière).

Je n'arrive pas à le croire ! Je suis effarée ! C'est un cauchemar ?

Pour m'en assurer, je lui demande quelques précisions, comme pour intégrer le fait que c'est bien moi qui suis porteuse de cette bombe à retardement : le cancer qui devient subitement MON CANCER.

Puis le docteur tente de me réconforter, de me mettre en confiance il me rappelle que la tumeur a été détectée très tôt, fortuitement d'ailleurs, que c'est ma chance ! Qu'il allait, avec son équipe pluridisciplinaire, mettre tout en œuvre pour m'accompagner vers la guérison.

Je reste sans voix la mâchoire crispée attendant l'énumération des lourds traitements que j'allais devoir endurer et du prix à payer pour m'en sortir.

Le premier lourd tribut : la mammectomie.

Le pire à mes yeux : la chimiothérapie.

Puis : la radiothérapie.

Et enfin : l'hormonothérapie pendant cinq ans. Bref ! La totale.

C'est plus que je ne peux en supporter, je me sens secouée par un tremblement de terre, un véritable tsunami, je suis brutalement envahie, comme le Japon, par cette énorme vague noirâtre qui emporte tout sur son passage et contre laquelle on ne peut rien ; ma cocotte-minute tombe au sol et éclate, je me mets à pleurer, pleurer, laissant la "vapeur" accumulée s'échapper d'un seul coup.

C'est là que je comprends que ce qui m'arrive est grave…

Le silence s'installe peu à peu, la vague perd de sa puissance, puis s'étale et enfin se retire, me laissant dévastée, démolie, en morceaux,

rien ne sera plus comme avant. Tous mes projets anéantis vont se transformer dès maintenant en projets thérapeutiques… Je relève la tête et décide de préparer ce parcours comme une épreuve sportive, d'affronter ce mal, d'utiliser toute ma force contre lui.
Depuis cette consultation, il y a eu d'autres secousses, de grands moments de découragement mais aussi de très belles victoires !
Je ne me suis jamais trouvée seule, entourée par une authentique équipe de supporters (ma famille, mes amis), de plus ce médecin s'est avéré être un "coach" formidable. »

La solitude du médecin

Le quotidien du chirurgien

Tenues de scène

Je me lève à 7 heures du matin, à peine douché, il faut s'habiller. J'arrive à 7 h 30 à la clinique, à peine arrivé dans mon bureau, il faut se déshabiller pour juste après se rhabiller en tenue blanche. J'arrive au bloc opératoire à 8 heures, et là, dans les vestiaires, il faut à nouveau se déshabiller pour se rhabiller en « papier bleu » (tenue de bloc opératoire synthétique peu chaleureuse, inconfortable et unisexe).

La matinée au bloc opératoire est plutôt sereine, c'est le ballet des patients : l'anesthésiste les endort, je les opère, il les réveille, et ainsi de suite toute la matinée.

Cette patiente à qui j'ai expliqué pendant une heure l'impératif de cette intervention ne me résiste guère ce matin au bloc opératoire

alors que dans mon bureau, ce fut un véritable combat. Le bloc opératoire, c'est un monde à part : toutes mes patientes dorment, elles ne parlent pas.
Cet après-midi, je remonte chez les vivants dans la vraie vie : la consultation.
Entre ces deux mondes, c'est le service d'hospitalisation : c'est une sorte de sas. Après avoir été opérée, ma patiente remonte dans ce service, elle est encore un peu dans les bras de Morphée. Elle n'est pas capable d'une écoute attentive et de poser des questions pertinentes. Alors la communication est simple : « Tout s'est bien passé, je vous expliquerai tout cela demain. Ne cherchez pas à vous réveiller… »
La consultation, c'est un spectacle de vie, un déballage parfois déconcertant d'une intimité a priori précieuse pour chacun de nous. La porte du bureau fermée, les tabous s'effondrent comme des immeubles que l'on dynamite et les secrets se lèvent comme un rideau de la scène d'un théâtre.
La parole du patient prend le dessus sur ses réticences à s'exposer et inonde le bureau comme les trombes d'eau d'un barrage ouvert à l'occasion. Espace de liberté, confiance totale dans son interlocuteur, écoute professionnelle sans jugement : dans cet espace, face au médecin, toutes les inhibitions tombent le plus souvent.
Voilà le docteur F., spectateur de la vie de Mme G. ; cela ne lui confère pas de pouvoir particulier, mais est-il prêt à entendre tout cela ?

La version comique

À peine la porte du bureau est-elle fermée que Mme L. se lance dans une explication très détaillée de ses pratiques sexuelles. Elle parais-

sait pourtant très « cucul la praline » avec son petit tailleur ajusté, ses lunettes en écaille et son poireau poilu nasal peu esthétique.
« J'ai un gros problème, docteur, quand il me prend par derrière en levrette, vous voyez ce que je veux dire (hochement de tête du docteur) cela me fait mal. »
La ponctuation « docteur » permet d'officialiser le discours comme un discours à caractère non pornographique. Le « vous voyez ce que je veux dire » m'implique malgré moi dans la scène comme un voyeur. Je préfère ne pas donner suite verbalement à cette interpellation en esquissant un hochement de la tête. Je ne suis pas gêné mais je ne veux pas participer à cette histoire en disant « oui ». Il est évident que je me l'imagine criant « j'ai mal », à quatre pattes sur son lit avec un homme derrière elle.
Tout a été déballé, en une fois, avec frénésie : quel soulagement dans le regard de Mme L.
« J'aurais aimé prendre vos coordonnées afin que nous fassions connaissance car je crois que c'est la première fois que l'on se voit. »

La version nature

À peine la porte du bureau est-elle fermée que Mme S. se lance dans un strip-tease effréné en commençant par sa veste, son pull puis son chemisier, et enfin une moitié de soutien-gorge laissant apparaître une poitrine droite opulente. Mme S. paraissait pourtant pudique derrière sa tenue du dimanche. Ses mains épaissies par le dur labeur et un fichu sur la tête rendaient cette nouvelle patiente touchante à mes yeux. Son visage buriné tel une carte d'état major m'évoquait plutôt une grand-mère d'un temps où on parlait peu de ses problèmes de femme et où on les montrait encore moins.

Sa mamelle droite, mise en avant prestement, recèle une volumineuse formation ulcérée nauséabonde.
« Je sais que vous êtes débordé, docteur, que vous avez du monde dans la salle d'attente, je ne veux pas vous faire perdre du temps. »
Mon frère me dit, quand je raconte l'histoire en famille : « Quel métier de rêve, voir des seins toute la journée, quel pied, tu dois te régaler mon salaud ! » Je cherche peut-être cette réflexion car je m'arrête toujours de raconter cette histoire avant le détail de la formation mammaire et ma description de ma patiente n'est pas forcément conforme.

La version révélation

Dès le début de la consultation, le docteur hésite : Mme R. a-t-elle perdu son mari, oui ou non ?
En effet, le docteur se souvient du mari de Mme R. malade, très gravement malade, lors de la dernière consultation il y a six mois.
J'y vais ou je n'y vais pas ? Je vais peut-être laisser venir, ne pas y aller tout de suite. Je vais attendre avant de lui demander des nouvelles de son mari. Néanmoins, un docteur en cancérologie sait qu'un cancer du pancréas c'est très grave.
Tout d'un coup, au détour d'une phrase sans prévenir, Mme R. m'annonce la mort de sa moitié. J'avais cru un moment qu'il serait sauvé par une médecine miracle car nous ne parlions pas de lui. Je continuais la consultation en essayant d'éviter ce sujet pour croire qu'il était toujours là.
Et puis, d'un coup, comme une délivrance pour elle mais comme un coup de poignard pour moi, Mme R. m'annonce : « Je voulais vous dire que mon mari est mort. »

La version rien à dire

Le plus souvent, tout va bien et tant mieux. On respire, on souffle. Mme F. a été opérée et tout cela s'est bien passé : elle est contente de moi et moi aussi, je suis content de moi. La cicatrice est impeccable, les douleurs ne sont plus là : tout va bien. « Bonjour, au revoir et j'espère ne pas vous revoir, docteur, ou au détour d'une rue, au marché. »

La version gynécologique

Histoire de gynécologue, sensible aux odeurs s'abstenir.
Mme K. est d'origine allemande, ce que son accent germanique prononcé laisse penser, ainsi que son prénom : Greta. En se présentant lors de la prise de ses coordonnées, c'est la première chose qu'elle m'annonce.
« Docteur, je suis d'origine allemande et je suis terriblement gênée de venir vous voir cet après-midi. Chaque fois que je vois un docteur, j'ai le syndrome de la blouse blanche. Il déclenche chez moi des sueurs incontrôlables et malheureusement très abondantes. Mes sueurs sont surtout localisées au niveau des pieds. »
J'avais effectivement senti une odeur nauséabonde dès l'entrée de cette dame dans mon bureau mais un lavabo avait tendance à refouler. Sur un Post-it, à peine assis, j'avais écrit : « odeur lavabo ».
Sans pouvoir m'en empêcher, suite à cette révélation, mon premier regard alla vers les chaussures de ma patiente. Celle-ci avait eu la très mauvaise idée, ce jour-là, de mettre des chaussures ouvertes.
« Qu'est-ce que je suis gênée, docteur, je suis confuse, mille excuses…

– Bon, dites-moi, vous n'êtes pas venue me parler de vos problèmes de pieds, cela serait embêtant car je suis gynécologue et les pieds…
– Non, mais tout cela est très gênant, docteur, j'ai une très mauvaise odeur au niveau de ma nature qui dure depuis au moins dix jours, c'est insupportable. »
Décidément, je n'ai pas de chance aujourd'hui. Mon nez est mis à rude épreuve.
« Passez dans la salle d'examen et installez-vous madame. »
Comme à l'habitude, Mme K. est allongée sur la table d'examen et a mis ses pieds de chaque côté sur les étriers. L'examen gynécologique fut une prouesse technique car il fallait accéder à la nature de la dame en passant ma tête à égale distance de ses deux pieds. Spéculum en main, la première étape se fit en apnée. La deuxième étape devait être plus simple : c'est le travail du gynécologue que de mettre un spéculum dans le vagin des dames pour rechercher une anomalie du col de l'utérus ou du vagin.
Dans cet endroit, après avoir écarté le bec du spéculum, l'odeur fut tellement effroyable que d'un vif réflexe de répulsion incontrôlable, je me suis malencontreusement déporté sur la gauche.
Erreur fatale, car j'ai touché le pied droit de ma patiente. J'ai eu l'impression d'avoir l'odeur sur moi pendant quarante-huit heures malgré de nombreuses douches.
Quand ma patiente comprit l'indélicatesse de la situation, à la vue du Tampax que je réussis à extraire non sans mal de son vagin, sa confusion fut telle que sa langue natale fut son seul moyen d'expression.
Quand parfois je raconte cette histoire, les commentaires sont unanimes : « Quel drôle de métier, quelle horreur, jamais je n'aurais osé aller chez mon gynécologue pour cela : la honte… »

Présumé coupable

Mme F., jeune parturiente de 28 ans, arriva un soir au bloc accouchement en ne sentant plus son bébé bouger. La sage-femme de garde en fut fort contrariée car aucun des appareils de détection des bruits du cœur fœtal n'étaient efficaces. Certes, Mme F. portait, outre son bébé, quelques kilos superflus qui devaient rendre la détection difficile. Il n'en restait pas moins impératif d'entendre les bruits du cœur de son bébé. Le radiologue de garde fut appelé ainsi que le gynécologue. Tous les regards se focalisèrent enfin sur l'écran de l'appareil d'échographie : le radiologue balayait d'un geste répétitif le ventre de Mme F. et rapidement un malaise s'installa dans la salle d'échographie : qui allait parler en premier ? Le radiologue ou le gynécologue ?

Le temps fut un moment suspendu. Le malaise du radiologue était manifeste, il dodelinait de la tête fébrilement en cherchant du regard le gynécologue. C'est le gynécologue, un peu forcé, qui prit la parole : « C'est catastrophique, madame, mais votre bébé n'est plus, il est décédé. »

Après un bref moment d'abattement, un cri strident retentit dans la salle, suivi de pleurs inconsolables. Personne n'osait dire quoi que ce soit.

Le radiologue s'esquiva, la sage-femme termina ses huit heures de travail et sa relève arriva, le gynécologue devait, lui, terminer sa garde jusqu'au lendemain matin, il resta donc tout seul face à sa patiente et à la catastrophe qu'il lui avait annoncée.

Les éléments se calmèrent un peu, sauf pour le gynécologue car il dut affronter le regard noir ainsi que les mots de monsieur F. : « Com-

ment à notre époque vous pouvez accepter des histoires pareilles ? Vous auriez pu éviter tout cela. »
Mme F. rajouta entre deux pleurs : « Je vous l'avais dit que j'avais une grossesse à risque, vous auriez dû tout déclencher avant. »
Aucun facteur de risque chez cette patiente et aucun signe clinique ne pouvaient faire entrevoir ce drame, cette mort fœtale in utero à terme était imparable. Néanmoins, le gynécologue se sent accusé. Dans sa tête court un bruit, une rumeur : j'aurais peut-être dû, j'aurais peut-être pu… Le doute s'insinue…
La discussion avec la patiente est difficile compte tenu du contexte, des cris, des pleurs. La nouvelle sage-femme, involontairement, rappelle au gynécologue : « La dernière histoire similaire, c'était aussi tombé sur vous, décidément… »
La position du gynécologue est difficile à tenir, il est présumé coupable par la famille de négligence, il est seul pour se défendre dans ce moment de crise où le dialogue est pollué par l'atroce souffrance d'une mère. Il est associé de façon automatique à ce drame et il va falloir qu'il supporte cette fausse évidence : c'est par lui que le drame est arrivé. Trois jours plus tard, le gynécologue se retrouve de garde avec la même équipe au bloc accouchement. Après un accouchement qui n'a pas posé de problème, la sage-femme lui dit : « Cela fait du bien d'avoir fait cet accouchement, cela va permettre de gommer le précédent. »
Le gynécologue est resté sans voix. Jamais il ne pourra oublier cette annonce.
Présumé coupable, cette fois-ci, d'attirer la poisse.

Passage interdit

Mme Q., rencontrée lors d'un repas de médecins, raconte avec humour que ne voyant pas assez souvent son mari à son goût, elle décida un jour de lui jouer un tour en usant d'un stratagème peu banal : un cheval de Troie des temps modernes.

Se faisant passer pour une patiente asthmatique chronique multitraitée, évoquant certains détails pouvant faire penser à une grave complication de sa maladie, elle put berner au téléphone la secrétaire et avoir contre toute attente un rendez-vous rapide avec le docteur Q., son mari.

Monsieur est un pneumologue réputé, totalement débordé, avec des délais de rendez-vous à peine croyables. Ses journées font plus de douze heures, il ne connaît pas les trente-cinq heures par semaine.

Mme Q. se présenta à l'heure le jour dit. Elle répondit avec attention aux questions multiples de la secrétaire afin d'établir son dossier médical.

Nom de famille : Hera ; prénom : Désirée ; nom de jeune fille : Athena. À la question concernant son âge, Mme Q. hésita un bref instant, puis fit preuve de jeunisme. L'absence de réaction de la secrétaire fut très flatteuse. L'adresse fut facile à trouver : 20, rue de la mer Égée. La profession de Mme Hera fut elle aussi trouvée promptement : professeur de latin-grec et l'été, chanteuse d'opéra. Même devant une cantatrice estivale asthmatique chronique, la secrétaire plongée dans son dossier informatique n'eut aucune réaction.

Du coup, elle se rajouta deux enfants, une hystérectomie et dans ses antécédents familiaux une mère alcoolo-tabagique. Mme Q. ne pouvait pas supporter sa mère.

« Vous pouvez rentrer dans la salle d'attente, je viendrai vous chercher… »
La nouvelle vie de Mme Q. démarra en patientant dans la salle d'attente bondée pendant au moins une heure. La porte s'ouvrit enfin : son nom d'emprunt retentit haut et fort dans la salle d'attente crié par la secrétaire : *Mme Hera.* Elle constata avec délectation que son plan se déroulait à merveille : elle voyait s'ouvrir les portes de Troie. Son mari n'avait pas le temps de se déplacer pour appeler ses patientes et c'est sa secrétaire qui se chargeait de la besogne. Mme Q. se leva, emboîta le pas de la secrétaire dans un long couloir. Le médecin vit rentrer dans son bureau la femme de sa vie, à peine dissimulée sous un châle en cachemire.
« Mme Hera ! Mais que viens-tu chercher ma chérie ?
– Toi mon amour, nous avons un quart d'heure… »
Mme Q. a franchi sans vergogne le Rubicon. Elle a bousculé le code établi : au travail, on occulte sa vie privée. Un goût d'interdit a pimenté ce jour-là la vie amoureuse de ces deux tourtereaux.
Un de mes anciens associés disait à qui voulait l'entendre : « Au travail, on ne parle pas de sexe ni de politique. »
Mme G. n'hésite pas, lors de sa consultation annuelle, à être très curieuse, posant toujours des multitudes de questions à son médecin. Elle est en surveillance et dès que le bilan annuel est validé comme normal, c'est un déferlement de questions. Elle voudrait créer un lien avec son médecin. Elle aimerait avoir une relation privilégiée, moins formelle, moins médecin-malade. Chaque année, elle le « tente », elle aborde différents sujets, jusqu'au jour où enfin, contre toute attente, son médecin adoré lui répond : « Oui, je suis ariègeois par ma mère et j'adore jardiner, cultiver mon potager. »

Mme G. en fut ravie, elle arbora un sourire radieux de satisfaction. Elle pensait déjà à la tête de son mari quand elle allait, en rentrant, lui raconter tout cela. Et si, la prochaine fois, elle amenait à son médecin des pieds de tomate…

Pour le psychanalysé, il n'est jamais bon de connaître la vie privé de son psychanalyste : cela perturbe la thérapie. Pour le médecin, il existe une sorte de territoire sacré dans la relation médecin-malade : l'intimité. Il est toujours sous-entendu qu'il ne faut pas que le patient s'y aventure. Parfois, il est difficile pour le médecin de camper dans son territoire. Le patient peut le tenter mais parfois il peut baisser la garde : se laisser aller à être lui-même.

Cette ligne imaginaire est facile à franchir, elle expose le médecin, mais le conforte dans son humanité : elle le rapproche de sa patiente mais l'éloigne de son rôle de soignant.

Seul au monde

Le médecin se retrouve souvent seul à plusieurs titres.
Seul dans son bureau, quelle que soit la superficie du bureau. Seul dans sa vie de médecin, quels que soit le nombre de ses associés, de ses amis ou parents. Seul face à son patient, seul face au diagnostic qu'il doit annoncer.
Difficile d'aborder ces sujets en rentrant à la maison ou lors d'un repas entre amis :
« Qu'as-tu fais aujourd'hui ?
– J'ai annoncé à Mme F. une récidive de sa maladie ovarienne et qu'il va falloir qu'elle reprenne la chimiothérapie. J'ai aussi annoncé à Mlle R., une toute jeune patiente, que le nodule récemment ressenti au niveau de son sein gauche est véritablement un cancer… »
Difficile de savoir : savoir que le pronostic est effroyable, que les solutions sont médiocres, que la fin est proche sans pouvoir tout dire.
Ce pouvoir médical si souvent décrié peut se retourner contre le médecin.
Les annonces se font dans mon bureau, je suis seul avec ma patiente : il n'y a pas d'échappatoire. Un jour, peut-être, je changerai de place, l'annonce faite sera pour moi. Du coup, je n'aurai plus le mauvais rôle.
Le médecin est donc face à la mort de son patient mais aussi face à la sienne. Penser à lui ou à son patient ?
Le voilà *serial killer* stoppant net tous les projets de ses patients, leur assenant avec ses mots leur arrêt de mort ou leur arrêt de vie.
Le médecin a souvent un caractère narcissique, son travail est plutôt solitaire même s'il exerce en équipe.

La séparation entre l'investissement professionnel du médecin, souvent comparé à un sacerdoce, et sa vie personnelle est parfois difficile à faire. Quand je ne suis plus de garde ou d'astreinte, je veux tout oublier : zapper comme pour un programme télévisuel, changer de chaîne en un instant. Ce n'est pas toujours possible de quitter le navire, difficile quelquefois de rentrer chez soi, de couper le cordon avec les patients et le travail.

Une des difficultés majeures, c'est de savoir ce qui va arriver et d'avoir à répondre à la question classique de la famille dans le couloir du service : « Il y en a pour combien de temps, docteur ? »

Savoir que le pronostic n'est pas bon, que la fin est proche sans pouvoir véritablement le dire alors que parfois on nous le demande : c'est diabolique.

Savoir devient donc ainsi un poison majeur pour le médecin.

Un jour, je me suis retrouvé seul de garde à la maternité. Le patron qui me couvrait avait oublié qu'il était de garde. Enfin, au bout d'une heure, j'arrive tout de même à l'avoir au téléphone : à cet appel un peu désespéré de ma part pour avoir un avis dans une situation obstétricale difficile, il me dit des mots qui m'ont toujours suivi : « Tu fais l'apprentissage de la solitude. »

LA SOLITUDE DU MÉDECIN EST-ELLE UNE SOUFFRANCE ?

Oui, il faut le lui reconnaître, bien que le mot « souffrance » soit peut-être un peu fort. C'est plutôt le début d'une souffrance morale à la mesure de l'attachement qu'il porte à son malade.

Comment un médecin ne s'attacherait-il pas à son patient ? Dès que le patient rentre dans son bureau, c'est déjà son patient ! « Je suis une patiente du docteur G. », dit Mme S. à sa coiffeuse lors de son brushing hebdomadaire.

Lors d'un procès en assises, j'ai été tiré au sort pour être juré. Lors de la convocation au tribunal, les jurés ont été choisis par les deux parties et à mon grand étonnement, la profession est rentrée en ligne de compte dans ce choix.

Les médecins sont dans la compassion et le pardon, ils ne sont pas très intéressants à choisir car ils sont souvent influençables par le malheur d'autrui : ils s'attachent.

Après renseignements, ce qui me paraissait être un jugement de valeur isolé s'avéra justifié : très peu de médecins sont choisis comme jurés, sans doute cela les arrange-t-il compte tenu de leur emploi du temps : cela arrange tout le monde.

Le travail pousse au travail, vous ne pouvez plus vous en sortir, vous êtes pris au piège de votre travail. Toujours tout seul dans le même rythme de travail (jour et nuit). Le passage aux trente-cinq heures de tout le personnel médical a majoré cette sensation d'être hors norme. Pas de RTT pour le médecin. Les équipes soignantes tournent, changent (7/15, 8/16, 12/20) et le médecin reste, aligne les jours de garde ou d'astreinte.

Tous ces gens malades sont votre lot quotidien et vous ne vous imaginez pas malade comme eux : vous devenez intouchable, cela ne peut pas vous arriver. Vous venez les visiter mais rien ne peut vous atteindre. Cette solitude vous place en dehors de la réalité de la même façon que la souffrance vous enferme dans une tour d'ivoire, vous déconnecte de votre réalité. La vie et la mort sont deux de mes compagnons, nous nous côtoyons souvent en pensée, mais aussi en réalité quand je m'occupe de mes patients : la mort, je la connais, mais cela ne me concerne pas personnellement. Il peut naître un sentiment d'immortalité : vous vous sentez au-dessus de tous ces gens malades et du coup vous avez du mal à vous faire soigner ou dépister. Les médecins consultent rarement pour eux-mêmes, quand ils sont malades, ils arrivent souvent au dernier moment.

À QUI EN PARLER ?

Un de mes collègues est tellement tétanisé par le mot « cancer » qu'il ne rate pas une occasion de me « refiler » une patiente à opérer d'un cancer ; souvent un cas difficile que je vais soit-disant mieux gérer que lui.
Cela ne me dérange pas forcément d'avoir cette étiquette et j'essaye de me dire que c'est une marque de confiance. Nous parlons peu entre nous du temps de l'annonce. Je vois parfois Mme D. sortir en pleurs du bureau d'un collègue mais je n'ai jamais réagi en essuyant ses larmes et encore moins en rentrant tout de suite dans le bureau de mon collègue pour lui demander ce qu'il s'est vraiment passé.
Nous sommes dans une neutralité passive et il est rare d'entendre : *Je ne suis pas d'accord avec ta façon d'annoncer*. Pour chaque médecin, ces moments d'annonce sont plutôt redoutés au départ, pour être ensuite apprivoisés : le discours est souvent fataliste. « C'est mon lot, cela fait partie du métier. »
Rarement, j'ai entendu ce discours : « Chouette, il y avait longtemps, un cancer du sein métastastique, je vais pouvoir m'éclater en l'annonçant, il me tarde… »
L'infirmière de mon service est parfois stressée à l'idée de recevoir une de mes patientes. « Cela va être encore une catastrophe, je ne vais pas en dormir de la nuit, je préfère les patientes du docteur X. car c'est moins grave avec lui. »
Arrivant une fois à l'improviste en salle de repos du service de chirurgie, je surpris une conversation entre les infirmières de nuit faisant la relève à celles du jour. Elles parlaient justement d'une de mes patientes.

Mais où va-t-il les chercher ses patientes ? En fait, tu rentres dans son bureau et tu as le cancer…

Les infirmières du bloc opératoire sont d'un soutien certain lors de l'intervention chirurgicale, tant sur le plan technique qu'humain. Tout ce qui a été annoncé prend alors forme : c'est du concret. Comme la patiente dort, tout peut être dit, sans retenue, et chacun de nous parle. Cette infirmière, parfois cette confidente, c'est une écoute d'une femme comme une autre, qui peut comprendre le désarroi de celle qui dort tout comme le rôle quelquefois difficile du chirurgien. Elle partage un moment douloureux d'une vie et elle en est consciente.

Son action n'est que temporaire car, l'intervention terminée, la patiente passe en salle de réveil puis remonte dans le service, et rapidement c'est une autre patiente que l'on opère.

Cela peut être aussi compliqué car certaines infirmières appréhendent énormément des interventions comme la mastectomie (l'ablation du sein) par exemple, et du coup, parfois, je me retrouve tel un pestiféré avec qui personne ne veut opérer.

« Vous ne m'avez pas gâtée aujourd'hui, docteur. Des seins, que des seins, vous ne savez donc faire que cela ? »

L'idée d'en parler en famille ne m'a jamais effleuré l'esprit tellement je tiens à ce qu'il y ait une cassure entre ma vie de famille et ma vie professionnelle. Je pense que souvent ma femme se doute de quelques difficultés, d'autant qu'elle aussi est médecin. Alors parfois, c'est elle qui subit mes histoires de cancer, mais à peine racontées, je m'en veux déjà de l'associer à ces drames en chaîne. Cela nous permet néanmoins de relativiser beaucoup de problèmes : l'égratignure de la peinture de la voiture restera souvent longtemps telle quelle, l'in-

filtration d'eau à la cave n'est toujours pas réglée trois ans après et j'en passe.
Quelquefois, tout me paraît futile.
Au bloc opératoire, je dis souvent quand je réalise une mastectomie : « Si ma mère me voyait… »
Heureusement, elle ne me voit pas faire. Cependant, je pense qu'elle s'en doute. Parler avec mes parents de ces problèmes récurrents ne me paraît pas être une bonne idée. J'ai peur de les stresser à double titre. D'abord en leur faisant entendre des histoires douloureuses mais aussi ce qu'ils peuvent interpréter comme la souffrance de leur fils.
Mon frère s'écroule à l'idée même d'une prise de sang. Il pâlit de façon inquiétante dès qu'il sent une odeur d'hôpital.
Mes amis pensent que je fais surtout des accouchements. Pour éviter de ternir l'ambiance d'un repas, on ne parle pas de mon activité principale. Je préfère raconter des consultations marrantes qui n'ont rien à voir avec les autres, beaucoup moins marrantes. C'est la classique histoire maintenant culte de la Calédonienne qui s'était coincé une noix de coco dans le vagin, extirpée grâce à des spatules, ou celle de la patiente sexagénaire qui voulait m'épouser, me poursuivant sans cesse de ses assiduités. Parfois, cela me démange tout de même de partager mes angoisses avec eux.
Cela devrait pourtant être facile d'en parler car la télévision avec ses séries, souvent américaines, évoque fréquemment cette problématique.
Un après-midi de novembre, j'ai reçu dans mon cabinet une patiente en pleurs, désespérée. Elle était enceinte de jumeaux mais ses deux enfants avaient trois semaines d'écart. Après une vérification minutieuse du dossier et devant ce cas unique, j'ai décidé de

demander à un de mes associés de venir dans mon bureau pour confirmer le diagnostic. Un autre de mes associés fut aussi convié. Exceptionnel, rarissime, il fallait se rendre à l'évidence. Pour faciliter les démarches de cette patiente, j'ai décidé d'appeler la secrétaire du service de radiologie pour lui expliquer ses exigences tout à fait justifiées quand elle viendrait prendre prochainement ses deux rendez-vous d'échographie obstétricale. Une seule échographie ne permettait pas de faire une analyse morphologique correcte des deux jumeaux compte tenu du décalage de terme. Dans son cas, il fallait deux échographies à trois semaines d'intervalle.

La secrétaire, d'abord surprise, me répondit : « Pourquoi m'avez-vous appelée ? Je connais ce genre de cas, je l'ai déjà vu. »

Malencontreusement, le haut-parleur du téléphone était sur *« on »*. Je vis le visage de ma patiente s'illuminer d'un sourire radieux. Enfin, elle n'était pas seule au monde, quelqu'un connaissait son cas. La compétence des différents médecins penchés sur son dossier avait été balayée par la révélation de la secrétaire, invisible de l'autre côté du téléphone.

« J'ai déjà vu ce cas dans *Grey's anatomy* et je vous conseille cette série. Elle passe ce soir à 22 heures sur la Une. C'est dans le huitième épisode où l'on voit ce cas, mais le problème c'est que pour ces jumeaux, il y a deux pères. »

Ma patiente renchérit tout de suite : « Dans mon cas, il n'y a qu'un père.

– Dans ce cas-là, madame, ne vous inquiétez pas, tout ira bien », lui répondit la secrétaire.

Le soir même, à 22 heures, la série américaine comptait un spectateur supplémentaire. À mon grand étonnement, dans une série américaine ciblée sur la vie interne d'un hôpital, on se penchait sur les états d'âme des différents médecins. Leurs difficultés à faire des annonces, leurs doutes sur leur métier, leurs fautes dans leur vie professionnelle et privée. Leur solitude et leur désarroi face à la maladie mais aussi face aux malades : c'est le moteur de la série, sans oublier, bien sûr, le sexe. Ils couchent quasiment tous les uns avec les autres.

Toutes les semaines, partager les dossiers des patientes que l'on traite avec d'autres praticiens est possible lors de réunions de concertation multidisciplinaire de cancérologie. C'est une recommandation, une obligation légale. On y entend également d'autres histoires, d'autres drames et d'autres médecins qui les soumettent à l'assemblée. L'unanimité du groupe dans le choix de telle ou telle option thérapeutique va nous aider à coup sûr dans l'annonce future du traitement.

Après discussion de votre dossier en réunion, il a été décidé à l'unanimité de vous proposer une chimiothérapie…

Cette table ronde où l'on peut présenter nos dossiers est néanmoins très formelle, axée sur les problèmes médicaux, sur les différentes solutions thérapeutiques et non sur le vécu du médecin.

Le Burn out syndrome ou bos (chez les Anglo-Saxons), le Kaloshi (mort par la fatigue au travail chez les Japonais)

Investissement total dans son travail, cercle vicieux et enfermement débouchant sur une solitude extrême et un épuisement émotionnel pouvant aboutir à une dépression brutale ou à des gestes irréparables.

Malade de son métier

Un docteur se suicide car il n'a pas supporté qu'un de ses patients fasse une attaque cardiaque, titre *La Voix du Nord*. Il n'a pas su diagnostiquer l'affection de son patient et ne se l'est pas pardonné… Réalité statistique : 14 % des morts de médecins en activité chaque année sont dues à un suicide, contre 4 % dans la population française. Ces chiffres, tout à fait officiels, sont moins publiés que d'autres. Le Conseil de l'Ordre des médecins du Vaucluse est soucieux du nombre de décès prématurés dans son département : 11 suicides sur 21 décès de médecins en activité. Les suicides de médecins sont peu médiatisés mais les chiffres sont effrayants.

Les professions à fortes sollicitations mentales, émotionnelles et affectives sont les plus exposées à ce syndrome d'épuisement pouvant conduire au suicide.

Depuis des années, le médecin a dû faire face à plusieurs révolutions :

– *modification du statut des patients :* malade un temps, puis patient, enfin usager de soins des fois sans usage ;

– *modification de la liberté du mode d'exercice et de prescription du fait d'un encadrement législatif majoré* (devoir d'information, référence médicale opposable, prime de responsabilité civile, transmission des dossiers médicaux).

– modification découlant des précédentes, du mode de communication et de la relation médecin-malade.

L'exemple de l'épidémie de grippe H1N1 est assez révélateur du malaise des médecins et des usagers de soins. Nos patients « tchatent » sur Internet, regardent, écoutent, lisent et ensuite interprètent, discutent les informations délivrées. C'est la consultation ring. Le gouvernement recommande, convoque, et enfin réquisitionne. C'est la consultation médico-légale. Les compétences du médecin dans le conseil sont à la fois discutées sans réserve par l'usager de soins, tout en étant le même jour exigées par le gouvernement. Certains médecins en perdent tout bon sens : une fois je conseille la vaccination, une autre je la déconseille mais je fais vacciner toute ma famille du plus jeune au plus âgé. Un matin, en passant la visite dans le service, la technicienne de sol m'interpelle : « Vous avez vu, docteur, le vaccin que vous conseillez, il a tué un enfant de 8 ans hier soir à Dunkerque. »

L'ANNONCE À PLUSIEURS

L'annonce à plusieurs peut-elle « régler » le problème de la solitude du médecin ?

Les nouvelles recommandations du dispositif d'annonce instauré par l'Institut national du cancer ne peuvent pas éluder la relation médecin-malade et diluer l'annonce faite par le médecin sur l'infirmière, la psychologue, l'assistante sociale, l'onco-esthéticienne, l'aide soignante… L'annonce à plusieurs est sûrement intéressante pour le patient, mais il s'agit en fait de différents types d'annonce ou plutôt de différents types d'accompagnement.

Le médecin annonce la maladie et le traitement. Il connaît le pouvoir des mots. Il doit mettre une distance avec son patient.

L'infirmière explique, détaille le programme de soins. Elle incarne un autre regard moins médical sur la maladie, plus pratique, plus abordable.

La psychologue écoute, formalise le fait que ce moment de vie peut être difficile aussi au niveau de l'âme. Sa présence est la reconnaissance d'une éventuelle souffrance autre que physique.

Comment croire que la solution est trouvée, que tous les problèmes sont réglés avec le dispositif d'annonce ?

Certaines patientes atteintes d'un cancer du sein sont traitées dans des structures où le médecin soignant est le moteur, la personne que l'on vient voir : rien ne pourra le remplacer. Pour d'autres patientes, c'est probablement l'équipe qui compte et le relationnel avec tel ou tel médecin est dans ce cas moins important. Elles viennent pour la structure de soins spécialisée dans le traitement de leur affection et c'est cela qui prime pour elles. Je pense que le plus important est la notion d'équipe. Même si c'est le médecin qui doit assumer en grande partie l'annonce, les conditions de son annonce sont améliorées par le cadre serein de l'équipe avec laquelle il travaille au quotidien. Mettre en évidence dans les différentes étapes du dispositif d'annonce la prise en charge de telle ou telle pathologie par une équipe multidisciplinaire conforte le médecin dans sa fonction d'annonceur avec le soutien de toute son équipe.

Toute l'équipe travaille à différents niveaux, mais tous vont dans le même sens : le bien-être du patient.

Le rôle du médecin généraliste et du gynécologue me paraît essentiel, même s'ils sont souvent oubliés de tous. Cette annonce décrite par certains patients comme un séisme indélébile a été faite dans un climat de confiance timide : c'était en général une première rencontre entre le patient et son chirurgien.

Il faut que l'annonceur maintienne le lien avec le médecin traitant : gynécologue ou médecin généraliste. Ce médecin a un capital confiance indéniable et va pouvoir aider notre patient à digérer, à intégrer tout ce qui lui tombe sur la tête.

Suite à cette annonce, le patient se retrouve livré à lui-même mais aussi aux autres. Un retour parfois brutal dans une vie sociale où la voisine ne mâche pas ses mots : « Mme T. n'a pas tenu trois mois, l'intervention sur son cancer a dû tout stimulé. Le chirurgien n'aurait pas dû toucher à son sein…

J'ai connu une amie de votre âge qui a survécu à la même chose que vous, mais qu'est-ce qu'elle a chargé…

La chimiothérapie, cela brûle tout. La radiothérapie, tout aussi bien, ils ne la feront pas, vous savez dès fois ils changent d'avis…

Je vous conseille d'aller voir monsieur T., il enlève le feu, vous en aurez besoin… »

La plus claire des annonces va subir malgré tout des interférences multiples : voisins, voisines, coiffeurs, coiffeuses, boulangers, boulangères, amis, amies, journaux, télévision, Internet…

La relation de confiance établie au cours des années de suivi entre le patient et son médecin généraliste ou sa gynécologue médicale va permettre de conforter l'annonce faite, de rétablir la vérité médicale et la cohésion de ce qui a déjà été dit et fait.

Certes, en entendant la boulangère parler d'une de ses clientes atteinte de la même maladie, notre patiente ne s'était plus sentie exclue de la société civile. Elle n'était plus marginalisée, marquée au fer rouge, pestiférée : il y avait d'autres femmes touchées par cette maladie.

Le discours du médecin traitant va tout de même rectifier les on-dit, reprendre l'annonce, la modeler, la réadapter à notre patiente : la retravailler. Sa place est essentielle et il est fondamental de l'inclure dans l'équipe de soins.

Mon chemin

Le temps recommandé pour la consultation d'annonce est de quarante-cinq minutes dans le dispositif d'annonce. Donnez-nous ce temps, en formant des médecins en nombre suffisant pour ne pas être débordés, submergés plutôt que de nous imposer un temps d'annonce : plus nous serons nombreux, plus nous aurons le temps pour nos patients et pour nous-même.

Être seul devant son malade et gérer ces consultations pourraient faire partie des thèmes abordés au cours des longues études médicales au même titre que les cours dispensés sur la gestion informatique du cabinet médical. Il n'y a pas de formation prévue dans le cursus de l'étudiant en médecine pour l'aider à appréhender ces situations d'annonce.

Alors chacun fait comme il peut avec ses propres moyens. Un jour ou l'autre, après sept à huit ans d'études, l'étudiant se métamorphose

en médecin. Le plus clair de son temps, il va le passer devant et aux côtés de son patient. Au premier patient, c'est le grand saut. En aucun cas, la formation médicale ne peut lui faire percevoir ce qui l'attend. Seul le stage obligatoire chez un médecin généraliste peut éventuellement lui ouvrir les yeux sur son avenir.
Alors, chacun fait comme il peut.
À chacun son chemin de l'annonce. J'ai cherché des solutions à mes problèmes. Aux premières larmes en consultation en face d'une patiente, j'ai réagi.
Une formation à l'analyse transactionnelle s'est présentée. Sans réfléchir, sans avoir rien à perdre, j'ai dit oui. Un stage d'initiation sur une journée comme pour le taïchi, en une journée tu sais si cela te plaît ou non.
Des recettes comportementales sont à reproduire en fonction des situations vécues.
Mme L est furieuse et vous injurie violemment. Elle trouve le prix de la consultation exorbitant pour son budget. Elle ne décolère pas…
La solution est simple pour faire retomber la pression : dites-lui qu'elle a raison, que vous êtes d'accord avec elle. Le soufflet se dégonfle alors tout seul.

L'analyse transactionnelle

Ce stage tombait à pic. Dans le cadre d'une association de gynécologues, j'avais été informé de la possibilité de participer à un stage d'analyse transactionnelle.

Le directeur du stage d'initiation accueillit une quinzaine de gynécologues aventuriers par des propos assez stéréotypés : « Je vais vous donner les solutions pour gérer un conflit, l'éviter et vous en tirer indemne. Mais d'abord, pour faire connaissance, vous allez vous présenter devant tout le monde en expliquant ce que vous attendez de ce stage.
J'aimerais que vous vous présentiez tout en vous imaginant être un animal. »
Tout le monde joua le jeu, j'étais très bien entouré, d'un côté une caille effarouchée et de l'autre une biche alerte dans les bois. En regardant la chouette hulotte devant moi, je me suis décrit comme un sanglier cherchant des glands dans les sous-bois. Malgré ce démarrage assez comique, le stage se transforma en cours plutôt rébarbatif.
Quand quelqu'un vous agresse, pas de riposte directe mais il faut plutôt aller dans le sens de l'agresseur pour faire retomber le conflit.
Avec des schémas au tableau, des équations transitionnelles rappelant les cours de mathématiques de terminale, tout était stratégie comportementale. Tout cela m'a rapidement laissé perplexe.
Après le cours, nous avons eu droit aux travaux pratiques qui furent les réjouissances de l'après-midi. Il s'agissait d'un jeu de rôle nous faisant mimer une consultation difficile. Je mis un point d'honneur à contrer les théories du maître en prenant le rôle d'une portugaise présentant des algies pelviennes chroniques idiopathiques voulant être soulagée. J'ai endossé le rôle assez facilement car je la connaissais bien, je l'avais eu de nombreuses fois en consultation. Prenant l'accent portugais, j'exaspérais tous les gynécologues qui, à tour de rôle, prenaient la place du docteur. Mme D., gynécologue médicale, après avoir appliqué à la lettre toutes les consignes du maître, se mit

à craquer devant l'auditoire en tapant sur le bureau mis en place au milieu de la salle comme si elle voulait arrêter le combat. La portugaise était redoutable, elle avait *« résponse à touch »* (fort accent portugais).

Avec un accent du pays à la limite du compréhensible, elle était soit agressive, soit en pleurs : la médecine était inefficace. Au bout de trois gynécologues, le maître prit les choses en main : son stage battait sérieusement de l'aile. Lui aussi eut du mal à gérer cette hystérique hypochondriaque lisboète qui ne comprenait pas que tous les examens réalisés soient normaux alors que sa douleur était insupportable. Quand le maître s'aventura dans l'hypothèse de douleurs psychosomatiques, ce fut sa perte car la portugaise ne se considérait pas comme une folle et ne comprenait pas que des douleurs soient psychiques. Elle n'hésita pas alors à crier en se levant pour interroger les spectateurs…

Le maître s'en tira en vantant mes talents d'acteur et me conseilla de postuler dans quelques castings pour des pièces de théâtre parisiennes.

Nous nous étions bien compris. J'étais très dubitatif sur l'intérêt de l'analyse transactionnelle pour m'aider à gérer des consultations d'annonce difficiles.

L'analyse transactionnelle entend fournir une meilleure connaissance de soi et des autres, en prenant conscience de ce qui se joue dans les relations personnelles et professionnelles, entre deux personnes et dans un groupe. Elle propose des grilles de lecture pour la compréhension des problèmes relationnels, et des modalités d'intervention pour résoudre ces problèmes. La transaction est le nom donné à un échange verbal et comportemental entre deux personnes.

Le groupe de psychodrame Balint

L'expérience du groupe de psychodrame Balint fut une réelle découverte. Comment le groupe peut-il aider l'individu dans le vécu d'une difficulté relationnelle alors que le jour de la consultation il est seul au monde ? C'est le principe magique du « Balint ». J'ai eu accès à cette formation particulière grâce au collège de gynécologie de ma région.

C'est un groupe qui, dans le cadre de la libre expression d'une difficulté d'un soignant, va s'approprier cette difficulté pour aider le soignant, qui n'est donc plus seul au monde. Un jeu de rôle avec participation active du soignant en difficulté et des autres participants, le tout sous la direction d'un leader, permet au soignant de ressentir le soutien du groupe. C'est une libération de pouvoir déballer ses problèmes liés à sa pratique professionnelle. Les conflits de personnes sont mis au placard.

J'ai compris le mécanisme du groupe après l'avoir vécu. L'animatrice du groupe était un médecin, gynécologue médicale, qui avait une particularité troublante : c'était le portrait de ma grand-mère adorée et malheureusement disparue. Les acteurs étaient essentiellement des gynécologues.

Le principe est apparemment simple : il consiste à réunir des praticiens sous la vigilance d'un guide dans une pièce assez hermétique à toute contamination extérieure. Un cercle est formé avec des chaises. La scène, c'est le centre de ce cercle. L'animatrice demande alors à un volontaire de se souvenir d'une consultation difficile et de la rejouer sur la scène. D'abord, le cabinet médical est situé et décrit avec moult détails. Ensuite l'ambiance du cabinet

est évoquée, enfin le bureau de consultation fait l'objet d'une description précise. L'étape suivante, c'est le choix des personnages. Ils sont désignés par l'acteur principal (celui ou celle qui va mimer sa consultation à problème).
L'acteur principal sera le médecin consultant. Il s'avance dans le cercle (qui sera maintenant son bureau) avec sa chaise ainsi que les acolytes qu'il a choisis parmi les participants. La consultation est jouée surtout en paroles, parfois avec des gestes, des attitudes.
L'acteur principal va prendre à chaque fois la parole en changeant de place, un coup il parle en son nom : « Bonjour madame, asseyez-vous, je vous en prie. »
Un autre coup, il prend la place de l'acolyte choisi pour jouer la patiente : « Bonjour, docteur. »
Chaque fois, il change de place, pour reprendre à la fin sa véritable place de médecin consultant. Les acteurs choisis doivent se souvenir des paroles prononcées pour réaliser ensemble au final la consultation dans son intégralité.
Au cours de la consultation mimée, les autres participants, restés en dehors du cercle en spectateurs, peuvent intervenir en se levant et en se plaçant derrière un acteur. Ils posent une main sur l'épaule de l'acteur et ils parlent : ils expriment leur ressenti comme s'ils étaient à la place de l'acteur. La maîtresse de ce cours très particulier peut guider, commenter la situation, interrompre à tout moment le jeu des acteurs. Le plus souvent, elle est passive mais elle tourne à l'extérieur du cercle sans jamais s'asseoir.
À la première séance, j'étais spectateur et j'ai franchement halluciné que tout le groupe de médecins puisse se plier à ce drôle de jeu. Le fait qu'un des participants se lève et pose la main sur l'épaule d'un

des acteurs (par exemple le médecin) pour le faire parler m'a paru de prime abord totalement délirant mais aussi très comique. Mme R., gynécologue, se lève, rentre dans le cercle, s'approche de l'acteur principal, pose sa main sur son épaule et s'exprime. Elle dit tout haut ce qu'elle pense de la situation en parlant à la place de l'acteur. « Qu'est-ce qu'elle est conne cette patiente, que je me fais chier avec ce couple… »

Lors de la deuxième séance, j'étais plus tendu car je me suis porté volontaire pour jouer la consultation de sœur Marie-Dolores, qui m'avait marquée. J'avais réfléchi à l'avance et je voulais m'investir totalement. Le choix de l'actrice fut facile et le spectacle se déroulait quand tout à coup la même émotion que lors de la véritable consultation m'envahit.

Je me suis vu retenir mes larmes, j'étais bouleversé.

Le groupe était là, la maîtresse ponctua par des « c'est bien » très apaisants. Sur le coup, je n'ai pas eu la sensation d'avoir avancé sur le contrôle de mon émotivité. Le soir même, je me suis senti vidé et exténué. J'ai ressenti par la suite un grand réconfort et une force (la force du groupe) lors des consultations avec sœur Marie-Dolores et je dois avouer que cela m'a aidé.

C'était aussi une réelle expérience de voir des collègues avec des problématiques quasiment identiques. C'étaient néanmoins des problématiques surtout relationnelles : comment gérer une consultation où la patiente vous énerve d'emblée vous faisant remarquer votre retard ? Comment gérer une consultation où la patiente vous incommode au point de ne plus vouloir s'occuper de son cas ?… Le cas médical était en lui-même secondaire mais la difficulté relationnelle du médecin était le centre d'intérêt. On s'occupait enfin du médecin.

Jamais, au cours de mes études, cette souffrance du médecin n'avait été abordée.
Le rythme de travail dément, parfois, c'était quelque chose d'attendu, compte tenu de mes souvenirs. Mon père ainsi que mon grand-père étaient médecins et de plus, leurs bureaux respectifs étaient dans leurs maisons. Nous vivions au rythme des sonnettes des clients : difficile d'occulter leur activité. En revanche, que le médecin puisse être malade d'annoncer des maladies, et qu'il puisse l'exprimer, c'était inédit.
Même si le mécanisme d'action du groupe Balint peut être de prime abord un peu mystérieux, il me paraît très intéressant au médecin de se prêter à ce jeu. Un jour, l'animatrice a changé. Je n'ai pas pu m'y faire. Le transfert était probablement trop fort. J'ai donc arrêté. J'avais pu dire ma souffrance, partager mes émotions d'annonceur avec des personnes qui me comprenaient et entendaient ma solitude dans ces moments.
J'avais trouvé un endroit, un espace où la parole était enfin donnée aux médecins. J'avais été écouté.

La réunion polydisciplinaire de cancérologie

C'est une obligation légale. Tout dossier évoquant un problème cancérologique doit être discuté en comité de spécialistes : chirurgien, oncologue, radiothérapeute. Fini les « chacun pour soi », avec des traitements qui varient d'un praticien à un autre ou d'un centre anticancéreux à une clinique privée. Une fois par semaine, cette réunion permet de mettre en commun les dossiers de nos patientes. La conduite à tenir décidée en commun apporte une certaine aide lors de l'annonce. Cette cohésion derrière une thérapeutique proposée, qu'elle soit locale (la réunion) ou nationale (consensus), s'assimile *a minima* au fonctionnement du groupe Balint.

Votre dossier a été discuté en réunion avec différents spécialistes et il a été retenu le traitement qui fait l'objet d'un consensus national à l'heure actuelle.

Néanmoins, plus le spécialiste en cancérologie est aguerri, plus il domine le sujet, plus il peut se passer de l'avis du groupe ou plutôt l'anticiper pour éviter une attente des résultats trop longue pour sa patiente.

La discussion des dossiers, la participation de nombreux médecins d'horizons différents et le partage de leurs expériences permettent une meilleure prise en charge des patientes à tous les niveaux. L'idéal est de trouver des praticiens avec qui un échange profitable peut s'installer, sans conflit d'intérêts ou de personnes. L'idéal serait que tous les acteurs de soin soient présents à cette réunion, de l'anatomopathologiste à la psychologue. En pratique, cela est difficile à organiser.

Cette réunion permet de parler entre médecins : cela paraît simple mais c'est fondamental.

Parler avec les autres acteurs de soin (infirmières, aides-soignantes), de nos patients, de nos problèmes quotidiens, de nos souffrances : cela paraît simple mais les problématiques et les investissements de chacun sont différents.

Travailler en équipe pour pouvoir échanger sur notre pratique : cela paraît simple mais c'est compliqué.

La délivrance d'Ophélie

Un « beau » matin, une semaine après l'annonce qui me bouleversa, je reçus un coup de téléphone troublant qui changea le cours de l'histoire d'Ophélie. À ma demande, le docteur E., éminente spécialiste en anatomopathologie, avait relu les prélèvements effectués chez Ophélie. C'était le fameux deuxième avis que j'attendais. J'étais en consultation et à l'écoute de son verdict, le sol trembla, je perdis pied, je demandai à ma patiente de m'excuser car je n'étais pas très bien et je sortis de mon bureau. Ce n'était plus un cancer de l'ovaire, mais une lésion précancéreuse de l'ovaire.
En un éclair, j'ai compris que cela changeait tout. On m'avait fait dire des horreurs. À mon tour de gérer une annonce et celle-ci se faisait par téléphone.
Certes, il s'agissait d'une lésion à risque mais elle n'avait plus le pouvoir de donner des métastases et du coup, il n'y avait plus d'indication à réaliser une ablation de l'utérus et une chimiothérapie :

Ophélie pourrait avoir des enfants. Il fallait que je la voie, j'étais heureux pour elle, pour sa mère et pour moi. Tout allait être plus simple, le pronostic me paraissait maintenant acceptable : je respirais. Je me suis précipité sur l'ordinateur des secrétaires pour avoir le numéro de téléphone d'Ophélie et je l'ai appelée dans l'instant, oubliant mon autre patiente installée en position gynécologique dans mon bureau.

« Bonjour, c'est le docteur Puyuelo, je viens d'avoir une nouvelle étonnante, il faut que l'on se voie rapidement. La lésion est moins importante que prévue. Cela change tout. »

Je n'ai pas voulu en dire plus mais j'ai pu, deux heures après, tout expliquer à Ophélie et à sa mère. Elles étaient médusées, puis en colère et enfin fatalistes.

« Cela tombe toujours sur moi les erreurs médicales, je n'ai plus confiance en personne. » On pouvait la comprendre et je suis resté muet.

Sa mère me dit d'un ton à la fois agressif et inquiet : « Heureusement que vous avez demandé ce deuxième avis. » Je répondis immédiatement que c'était une habitude dans ces cas-là.

J'en ai énormément voulu à mon collègue anatomopathologiste qui a commis cette erreur d'appréciation. Le cas n'était pas simple et l'erreur est humaine. Nous avons convenu avec Ophélie de refaire analyser tous les prélèvements car elle ne savait plus à quoi s'en tenir. Le troisième avis confirma le deuxième.

J'ai opéré Ophélie une nouvelle fois et comme prévu, une ovariectomie a été effectuée. Les résultats ont confirmé le caractère précancéreux des lésions ovariennes et le traitement que j'avais de prime abord annoncé n'a pas eu lieu. Ophélie pourra avoir des enfants (certes par don d'ovocytes)…

Ophélie a eu son bac avec mention et sa mère s'en est allée.

Un traitement hormonal substitutif a été mis en place ainsi qu'une surveillance rapprochée. Ophélie me garde comme un joker dans sa vie et voudrait m'utiliser le moins possible : juste une fois. Quant à moi, il est évident que je ne vis pas, et heureusement, des expériences de ce type fréquemment.

Je pense que le cas d'Ophélie a été la goutte d'eau qui a fait que je me suis retourné sur mon rôle d'annonceur. J'ai adressé Ophélie, avec son accord, à une de mes consœurs dont j'apprécie l'approche, gynécologue médicale. Son contact de femme pourra panser les plaies d'Ophélie, l'aider mieux que moi à avancer malgré son handicap.

Le dogme ou le formatage

Le dispositif d'annonce [1]

L'annonce de la maladie est un moment très important pour le patient et ses proches

Elle bouleverse les habitudes, les repères et doit être prise en compte avec la plus grande attention.
Les patients avaient d'ailleurs fortement exprimé cette nécessité, lors des premiers états généraux des malades atteints de cancer, organisés par la Ligue nationale contre le cancer.
La mesure 40 du Plan cancer répond à cette demande : permettre aux patients de bénéficier de meilleures conditions d'annonce du diagnostic de leur maladie. Un dispositif d'annonce a été expérimenté, entre juin 2004 et mai 2005, dans cinquante-huit établissements de santé.

1. Document reproduit avec l'aimable autorisation de l'INCA (Institut national du cancer).

Il doit se déployer progressivement, en vue d'une généralisation complète d'ici à 2007.

Le dispositif d'annonce s'articule autour de quatre temps :

– un temps médical d'annonce et de proposition thérapeutique ;

– un temps d'accompagnement soignant de l'annonce et de repérage des besoins du patient ;

– l'accès à une équipe impliquée dans les soins de support ;

– un temps d'articulation avec la médecine de ville.

Ce dispositif complet doit permettre au patient mais aussi à ses proches d'être informés, soutenus et accompagnés. Il s'appuie sur une prise en charge pluridisciplinaire associant principalement médecins et personnels paramédicaux.

Il permet également au patient de devenir un véritable acteur dans la prise en charge de sa maladie, avec comme corollaire une angoisse peut-être moins forte face au cancer.

À noter : les différents temps sont toujours effectués en respectant les souhaits du patient.

Le temps médical de l'annonce

On distingue deux consultations qui peuvent toutefois être regroupées. Tout d'abord, la consultation consacrée à l'annonce du diagnostic de cancer, qu'elle soit faite dans le cadre d'une première manifestation de la maladie ou d'une rechute. Elle est réalisée par un médecin, acteur du traitement, impliqué directement dans la mise en œuvre du projet thérapeutique et exerçant en établissement de soins, le dispositif ciblant le temps hospitalier de l'annonce.

La consultation d'annonce doit se dérouler dans un espace calme et être suffisamment longue, compte tenu de sa spécificité.

Le médecin doit également veiller à la bonne compréhension par le patient des informations données.

Cette consultation d'annonce diagnostique est suivie par la proposition d'une stratégie thérapeutique définie lors d'une réunion de concertation pluridisciplinaire.

Cette deuxième consultation permet au patient d'être informé des décisions prises par les différents professionnels, de poser des questions sur les traitements, les effets secondaires ou bien encore de solliciter un deuxième avis médical.

Le patient reçoit ensuite un programme personnalisé de soins, mentionnant au minimum le plan théorique de traitement et son organisation, les différents bilans prévus, les noms et coordonnées du médecin responsable du traitement et de l'équipe soignante référente ainsi que les coordonnées des associations de patients.

Le temps d'accompagnement soignant de l'annonce

Cette consultation paramédicale est un temps d'écoute et de soutien, où le personnel soignant peut réexpliquer, reformuler ce qui a été dit au cours des consultations médicales, cerner les besoins psychologiques et sociaux du patient, répondre à ses questions sur les effets secondaires, les différents matériels de traitement utilisés…

Ce temps d'accompagnement soignant permet, par ailleurs, d'orienter si nécessaire le patient (soins de support…) et d'assurer une bonne coordination entre les différents personnels intervenant dans sa prise en charge.

La consultation paramédicale peut intervenir après la consultation d'annonce du diagnostic et/ou la proposition de stratégie thérapeutique, selon le choix du patient.

L'accès à une équipe impliquée dans les soins de support

Le patient peut être ainsi épaulé. Une attention toute particulière doit être portée à l'accompagnement social, en vue de repérer les difficultés éventuelles du patient, mais également de l'informer sur ses droits et les aides sociales dont il peut bénéficier. La prise en charge psychologique fait également partie des soins de support. Elle peut être proposée en cas de besoin mais ne possède aucun caractère obligatoire. D'autres soins peuvent également être proposés au patient, après évaluation des besoins (kinésithérapie, diététique…).

Articulation entre la médecine de ville et l'hôpital autour de l'annonce

Le médecin traitant joue un rôle essentiel dans la prise en charge du patient. C'est pourquoi il doit être associé très tôt au parcours de soins. Ceci afin de permettre la meilleure coordination possible des soins après l'annonce.

Par ailleurs, la communication doit être facilitée entre l'établissement de soins et le médecin traitant.

Pour en savoir plus sur le dispositif d'annonce : INCA Dispositif d'annonce.

Europa Donna Forum France
Coalition européenne contre le cancer du sein
Document extrait du site www.europadonna.fr

PRINCIPE : FAIRE LA BONNE ANNONCE

Commençons par une devinette.

J'ai bien joué au tennis ce matin, je suis content de moi.

Ce repas était délicieux, notamment la cuisson de la viande, je suis fier de moi.

Ce matin, j'ai annoncé un cancer à un patient et j'ai été très bon, je suis très satisfait.

Cherchez l'intrus.

Pour vouloir bien faire, encore faut-il savoir comment faire.

Peut-on apprendre à faire une bonne annonce comme on apprend à jouer au tennis ou à préparer un plat ?

Est-on formé pour écouter nos patientes ? Comment savoir si, pour cette patiente, cela va être la bonne annonce ? Dans certains cas, c'est un échec, elle ne se prive pas de nous le dire sans ménagement : « Cela a été le moment le plus douloureux de ma vie et quand j'y pense, je pense à vous. »

L'impression que quoi que l'on fasse, cela sera toujours un moment douloureux pour notre patiente est aussi un sentiment fréquent.

Tenter d'instaurer des règles (pour faire une bonne annonce), c'est ce que l'on réserve aux scélérats. Il doit y avoir des médecins annonceurs scélérats : celui qui prend son téléphone ou celui qui prend le couloir pour son bureau.

Tenter d'instaurer des règles a un inconvénient majeur : c'est de formater l'annonce. La standardisation va à tout coup déshumaniser la relation médecin-malade.

Nous sommes tous différents face à ces situations d'annonce : il n'y a que des exceptions à la règle.

Lors d'une réunion organisée sur les annonces réalisées dans un service d'échographie obstétricale où les médecins sont amenés à faire des diagnostics échographiques de malformations fœtales, la pédiatre, qui était aussi psychanalyste, a pu jauger son auditoire dès les deux premières réponses à sa question de départ :

Qu'attendez-vous de cette soirée sur le thème de l'annonce d'une malformation fœtale ?

« J'attends un fascicule, une méthode, une conduite à tenir pour m'aider dans ces situations toujours difficiles pour moi et je suis donc toute ouïe... », dit un premier.

« Je suis venue en curieuse, je ne comprends pas trop pourquoi on se prend la tête avec ces annonces, pour ma part c'est simple. Je vois l'anomalie à l'échographie, je l'explique à la patiente et à son compagnon et c'est bon, je dois être blindée... », dit une deuxième.

La communication en cancérologie est un « exercice » difficile. Depuis la loi Kouchner, le médecin est dans une exigence de dire. Peut-il tout dire ?

Il doit avant tout faire connaissance dans un laps de temps très court avec sa patiente. Il doit apprécier pas à pas ce qu'elle peut entendre. Il doit trouver les mots pour le dire tout en restant professionnel. Il doit mettre son émotion au service de sa patiente. Cette faculté peut lui permettre de comprendre l'émotion de l'autre sans la faire sienne. Il doit arriver à former un « couple thérapeutique » avec sa patiente quelle qu'elle soit. En effet, le but premier de l'annonce est d'être efficace. Elle doit permettre de proposer un soin, une thérapeutique. Elle doit permettre au patient de garder le moral.

L'équipe de soins, la famille, les amis, le médecin généraliste et/ou la gynécologue vont être le relais de cette annonce.

La consultation d'annonce du médecin formatée

Depuis 1998, où des centaines de patients au cours d'une réunion publique ont exprimé leurs souffrances en disant qu'il y avait eu maltraitance dans l'annonce de leur cancer, une tentative de formater la consultation d'annonce a été élaborée. Le but est d'éviter un traumatisme majeur au patient.

Un fascicule d'information a été édité, la consultation est formalisée dans chaque établissement de soins. La démarche est louable et répond aux attentes des patients.
Un certain nombre d'évidences sont énumérées sur le mode opératoire souhaité du médecin annonceur. C'est important parfois d'écrire des évidences, de les formaliser, de les mettre en avant, car ce qui est évident pour vous ne l'est pas forcément pour le voisin.
La difficulté du médecin annonceur est évoquée mais aucune aide n'est préconisée. Il faut être volontaire, motivé, sinon il vaut mieux éviter d'annoncer.
Suivre le protocole, appliquer les recommandations de comportement et de temps imparti va-t-il rendre l'annonce faite par le médecin plus « douce » pour son patient et pour lui-même ?

La tentation du formatage

Fais ci, fais ça, non pas ça, surtout pas ça

Le dispositif d'annonce, c'est l'actualité, tout le monde en parle.
L'annonce est un travail d'équipe ! *Illusion, c'est surtout le travail du médecin.*
Le monitorage des temps de l'annonce : 45 minutes minimum ! *Folie de la standardisation.*
Les recommandations multiples sur le comportement de l'annonceur ! *Le robot annonceur est arrivé.*
Mon but n'est pas d'attaquer les initiateurs de ce dispositif. Néanmoins, quand je lis l'énumération des recommandations, je frémis d'abord pour mes patientes, mais aussi pour mes collègues médecins annonceurs. L'humain doit prendre le pouvoir sur le dogme.

Comment peut-on imposer un temps d'annonce ? Comment peut-on penser qu'en moins de quarante-cinq minutes, il n'est pas possible de faire une bonne annonce ? C'est d'abord et avant tout en fonction du patient, puis de sa maladie et du traitement à réaliser. De toute façon, le temps importe peu : cela peut être quinze minutes le lundi pour Mme D. et cinquante minutes le vendredi pour Mme B.
Les quelques pages qui suivent sont tirées des recommandations associées au dispositif national d'annonce du Plan cancer. Comme un jeu, j'ai souligné ce qui m'interpelle en le commentant ensuite en italique. Voici l'annonce de demain avec ses impératifs, ses recommandations, ses fiches à remplir, ses mots à cocher, témoins d'une relation médecin-malade efficace. Déshumanisation suprême ou standardisation réussie ? La réponse à cette question devrait-elle venir des patients ou des médecins ?

Le dispositif d'annonce du cancer (mesure 40 du Plan cancer)

Annoncer un cancer : quelques conseils

> S'il n'existe pas de « bonnes » façons d'annoncer un cancer, certaines sont cependant moins traumatisantes que d'autres. Le temps des premiers mots énoncés marque à tout jamais l'imaginaire du malade, sa relation à son médecin, à la maladie et à son traitement. L'annonce, moment essentiel de la prise en charge, ne peut pas faire l'objet de normes technocratiques, évaluables et reproductibles, mais on peut cependant s'inspirer de l'expérience. Celle de médecins qui se sont penchés spécifiquement sur la question et de médecins expérimentateurs du dispositif.
>
> *Tout cela commence très bien.*

« Aider les médecins », quelle bonne idée !

La difficulté et la richesse de l'annonce résident dans le fait que chaque situation se décline au singulier.

Il n'y a pas de position absolue, il n'y a que des exceptions. Chaque patient est différent, chaque médecin et chaque moment d'annonce le sont aussi. Vouloir énoncer de grands principes est légitime, cela traduit le désarroi des professionnels face à ces situations, mais comporte un risque de formatage.

Ce qui est important, c'est que le *médecin prenne conscience* de l'importance du non-verbal. Tout ce qui « transpire » du médecin annonceur n'est pas anodin : le froncement de sourcil du radiologue, une exclamation, une moue, un regard ancré sur les souliers ou l'ordinateur, le silence en guise de réponse.

Le médecin doit aussi prendre conscience de tous les mécanismes de défense auxquels il recourt pour colmater le malaise que crée chez lui le fait de devoir annoncer un cancer au patient.

Ne rien dire, minimiser, mentir, adresser le « bébé » à un autre, différer, éviter et toutes sortes de gymnastiques mentales qui se mettent en place pour tourner autour du problème en reportant le moment… ce n'est pas pathologique, c'est humain.

Il faut conscientiser le médecin sur ce qui se passe, *le faire s'interroger* sur le pourquoi de ses réactions. Pour la psychanalyste, celui qui fait des annonces doit être volontaire et il ne faut pas l'imposer à un médecin qui ne veut plus en faire ou chez lequel cet exercice génère trop de souffrance.

Jusque-là on ne peut que louer ces propos, qui mettent néanmoins à contribution surtout le médecin. C'est une nouveauté pour le médecin d'envisager une difficulté à annoncer, aucun enseignement n'a été prévu pour entrevoir cet éventuel problème.

Que dire en quittant le malade ?
L'idéal est de trouver des formules, des expressions qui lui prêtent du temps, à lui qui croit qu'il n'y en a plus. Lui fixer une échéance précise de rendez-vous, nommer une prochaine fois est capital pour lui redonner du temps et de l'espoir.

Nous démarrons le stage d'analyse transactionnelle.

Les conseils issus de la pratique

« D'abord, construire la relation à travers laquelle passera l'information »

Le premier contact, qui prépare le moment de l'annonce, est essentiel. C'est le moment où va être défini le cadre de la relation, où va se construire la structure la plus appropriée pour *travailler ensemble.*

Travailler ensemble ? Ces mots résonnent dans le vide.

Dans cette rencontre entre deux agendas, celui du patient (une histoire unique, beaucoup d'émotion, d'angoisse, de vulnérabilité, de dépendance) et celui du médecin (un cas parmi d'autres, des statistiques, un temps limité, une approche quantitative, un événement qui n'engage pas toute sa vie, des objectifs précis, le souci de maîtrise…), *le professionnel doit toujours avoir à l'esprit qu'il s'agit d'une négociation sur « ce que l'on va faire ensemble ».*
En écoutant le patient, à partir des bribes d'information qu'il lui donne de ce qu'il est, de ce qu'il sait, de son vécu, *le médecin va construire l'information qu'il doit transmettre, avec les mots du patient, en tenant compte de sa personnalité.* En allant à la recherche du patient, le professionnel cherche à lui donner un maximum de compétences pour l'aider à être un véritable partenaire dans cette négociation.

Nous voilà trader, manager, négociateur de marché.

Le médecin doit savoir laisser l'espace, le temps, maîtriser ses propres réactions, être attentif aux mouvements émotionnels du patient, savoir nommer ses émotions, les articuler avec ses propres représentations, hiérarchiser les étapes suivantes.

Il doit en savoir des choses ce médecin. N'est-il pas lui aussi un homme ou une femme avec ses émotions ?

Le travail sur les émotions, sur ce lien empathique est l'une des clés pour aider le médecin dans cette relation.

Comment travailler ce lien si important ? On ne m'a jamais parlé de ce lien.

Concrètement, sur le plan psycho-comportemental, cela passe notamment par un réglage juste au niveau du regard, de l'espace, des attitudes corporelles plutôt ouvertes sans être intrusif, une attention aux mimiques du patient. Sont à éviter les attitudes suggestives, les raccourcis de la pensée, la banalisation, la dédramatisation.

Nous continuons le stage d'analyse transactionnelle.

La construction de cette relation dans laquelle la personne malade se sent légitimée, estimée, comprise, considérée et partenaire représente le premier mécanisme d'adaptation à la maladie.

Le médecin est aussi un maçon.

Cette « première » consultation prend de 45 minutes à une heure.

Mais pourquoi formater aussi le temps ?

En quittant la personne malade, il faut surtout éviter de lui dire « d'appeler si ça ne va pas ».

Manifestement, j'ai tout faux car c'est presque ma phrase fétiche.
La négociation se poursuit, en donnant un cadre, une perspective.
Je ne sais plus où j'en suis tellement il y a à faire et à ne pas faire.

« Pas d'attitude stéréotypée »

Dans le cadre d'une maladie chronique, il n'y a pas une annonce, mais des annonces. Je préfère parler d'information faite au patient sur sa maladie, son diagnostic, son traitement… que d'annonce.
Face à un patient auquel il faut annoncer un cancer, j'émets deux règles importantes.
La première est de ne jamais présumer de la façon dont le malade va réagir, ne pas projeter sa propre perception de la maladie. Le traumatisme créé par l'annonce d'un cancer va dépendre de la personnalité du patient, de son histoire, du moment de vie qu'il est en train de traverser. *Avant de dire, il est donc important d'écouter* ce que sait le malade, ce qu'il souhaite savoir. Dire l'information fait partie intégrante du soin, elle permet au malade de s'approprier sa propre maladie pour mieux traverser l'épreuve.
Toutefois, l'information doit être progressive, adaptée, s'ajuster aux ressources, aux demandes et attentes du patient. Elle doit s'exprimer dans une relation authentique et sincère. Il ne faut rien dire qui ne soit vrai.

Le médecin doit savoir tout faire.

Il est ensuite important d'accepter les réactions émotionnelles des patients, et même de *les encourager*. Dans un premiér temps, quand l'annonce vient bouleverser considérablement le malade, il est dans le choc émotionnel, la sidération. L'affectif prend toute la place et le malade ne va rien entendre des explications et du rationnel.

Ce qui est important, c'est qu'il sorte de cette consultation en sachant qu'il y a des solutions et des ressources thérapeutiques qui seront détaillées dans un deuxième temps.

C'est vrai que je finis toujours la consultation en disant j'ai des armes efficaces pour vous traiter.

Le moment de l'annonce est un moment qui marque à tout jamais l'imaginaire du patient et la relation médecin-malade.

Cela peut aussi marquer le médecin.

La seconde règle est d'*être dans une relation humaine*, ce qui se traduit au niveau du comportement, des mots, du corps et de tout l'environnement. Le médecin *doit demander à ne pas être dérangé*, il doit *montrer qu'il est extrêmement disponible et faire preuve d'empathie*, c'est-à-dire *être capable de percevoir la souffrance du patient et de lui montrer qu'il la comprend. L'attitude physique doit être respectueuse du patient, la position du corps, le fait de toucher ou pas le patient dépend de chaque médecin et de chaque patient.*

Il sait tout faire ce médecin.

Le médecin doit éviter d'avoir une idée préconçue sur ce qu'il va dire, de mentir ou de tout dire brutalement, d'avoir une attitude stéréotypée qui ne prend pas en compte la personne malade. Il ne doit pas repousser l'émotion du patient à grand renfort de : « il faut garder le moral » ou « il faut se battre ».

Je le trouve très bien ce médecin.

La présence d'un proche peut être un soutien majeur, en sachant que l'annonce se fait toujours au patient, jamais préalablement au proche. L'annonce d'une maladie grave est aussi une mauvaise nouvelle et une souffrance pour le médecin. On progressera lorsque l'on parlera de la souffrance du médecin.

Nous voilà au moment des solutions pour arriver à être le meilleur des médecins annonceurs.

J'estime que le « ratage » d'une annonce se produit souvent lorsque le médecin se défend lui-même de sa propre angoisse.

On me demande d'être humain tout en me défendant de mes angoisses !

En quittant la personne malade, le médecin, même s'il n'assure pas les étapes suivantes, doit donner un espoir réaliste, insister sur le fait qu'il y aura d'autres étapes avec des objectifs concrets. Cela va aider la personne malade à utiliser ces temps pour construire mentalement quelque chose d'acceptable.

Recette de cuisine.

Conseils de médecins expérimentateurs du dispositif d'annonce

– Commencer par les questions plutôt que par les réponses : « Il faut évaluer ce qu'a compris le malade, commencer la consultation par : "Qu'est-ce qui vous a été dit ? Qu'avez-vous compris de ce qu'on vous a dit ?" »
Oui, pourquoi pas. Encore faut-il que le patient ait été informé !
– Pouvoir annoncer un projet : « L'annonce est d'autant plus "harmonieuse" que, derrière elle, suit un projet, un projet diagnostique ou thérapeutique. »

Oui pour le projet thérapeutique relayé par l'infirmière qui établit le plan personnalisé de soin, mais je suis perplexe pour l'harmonie de l'annonce.

– Écouter la personne malade et respecter sa volonté de savoir : « La personne malade fait souvent des "accroches", il faut l'écouter. Si elle préfère dire tumeur que cancer, métastatique que généralisé, c'est un choix qu'il faut respecter. »

Oui pour dire sans tout dire tout en disant tout.

– Aller à l'essentiel tout en respectant un « principe de convivialité » : « Dans le colloque singulier entre le médecin et son patient, il y a toujours une phase d'apprivoisement, il faut en quelque sorte respecter un principe de convivialité mais sans pour autant maintenir un suspense insupportable, il faut assez vite aller à l'essentiel. »

Comment être convivial dans des moments pareils ?

– Adapter l'information en fonction du patient : « Adapter l'information, c'est "se mettre à la vitesse" du patient, c'est être compréhensible, avoir en tête un glossaire de traduction du médical en "français". »

Oui, pour se mettre à la portée de son patient, encore faut-il le connaître !

– Bien annoncer, c'est aussi une question d'expérience : « Sans expérience on ne peut pas être crédible, il faut connaître la maladie, acquérir un "savoir être" qui est indépendant du "savoir-faire", c'est de l'acquis, pas de l'inné. »

Aucune formation préalable, malgré tout on vous demande d'être le médecin annonceur : génial !

– Adapter l'information passe également par la connaissance de son patient : « Il faut connaître les gens à qui l'on s'adresse : c'est inconcevable de faire une annonce sans connaître les gens, leur vie. »

Comment connaître leur vie en quarante-cinq minutes tout compris ?
– L'annonce doit être un travail d'équipe : « L'annonce est un travail d'équipe ; il est fondamental d'intégrer les infirmières et aides-soignantes. Il faut qu'il puisse y avoir une reformulation par étapes. »
Oui, pour une reformulation par étapes de l'annonce. Mais l'annonce ne peut être hachée menu, segmentée, traduite, diluée, enrobée ou dénaturée. L'annonce reste indubitablement au départ l'affaire du médecin. Le patient, mais aussi le soignant ont-ils vraiment envie qu'il en soit autrement ? Le médecin annonce, on attend cela de lui et de personne d'autre. L'infirmière reformule la proposition thérapeutique, ce qui conforte l'annonce faite au patient. Son approche axée sur le soin est plus pratique et réaliste. Elle explique avec ses mots ce qui a été annoncé par le médecin en rentrant dans le détail des soins.
La psychologue aide le patient à supporter cette annonce mais aide également l'équipe de soin à gérer ses patientes.

La volonté de faire aboutir le Plan cancer ne doit pas faire oublier l'essentiel : être humain peut-il s'apprendre ?

Ces textes officiels, accessibles à tous, me perturbent.
On nous renvoie l'image du médecin parfait. C'est le gendre idéal, le mari exceptionnel, le père attentionné, l'ami fidèle, le beau-frère sympathique.
On lui demande presque d'être un robot. Celui-ci aurait bien sûr intégré dans ses circuits le logiciel d'analyse transactionnelle, sans oublier le programme d'un groupe Balint. Mais on lui demande aussi d'être humain !

Néanmoins, c'est écrit : il est écrit comment faire l'annonce d'un cancer. Peut-on standardiser la relation médecin-malade ? Dire que l'on peut rater une annonce me paraît important, mais culpabiliser le médecin sur la raison de cet échec sans lui donner de solution ne me semble pas correct.

Je n'aime pas ceux qui critiquent sans cesse. N'oublions pas les points très positifs du Plan cancer.

La formalisation d'une réunion de spécialistes en cancérologie pour discuter de chaque dossier afin d'appliquer le consensus recommandé au cas par cas me paraît être indispensable. C'est une force pour l'annonceur que d'avoir une équipe derrière lui, cela peut s'apparenter au fonctionnement du groupe Balint.

La formalisation d'un temps d'accompagnement soignant permettant une répétition très pratique de ce qui doit être fait – ce temps est pris souvent par une infirmière, ce qui sort parfois le patient du contexte médical –, c'est le point fort du dispositif d'annonce, le PPS ou Programme personnalisé de soin.

C'est un bon point d'associer aux mots une fiche pratique expliquée par un professionnel de santé impliqué dans ce type de soin. On peut aussi aborder des points importants – comme la chute des cheveux, des sourcils – qui sont difficiles à évoquer en détail le jour de l'annonce.

La formalisation de la présence d'un psychologue dans les unités de cancérologie, que ce soient les services de chirurgie ou bien les services de chimiothérapie, est une réelle avancée. C'est une écoute spécialisée et humaine de qualité, tant pour les patients que pour les équipes de soin. Il est entendu que le mal n'est pas que physique : les états d'âme de nos patients sont reconnus. Étendre ces

pratiques aux équipes de soin en organisant des réunions de soignants pour discuter des réalités du terrain commence à se concrétiser.
Depuis des années, j'ai mis en place un carnet de suivi pour toutes mes patientes atteintes d'un cancer. Ce petit carnet vert, comportant de multiples pages, résume ce qui a été fait et indique les prochaines étapes du suivi : examens à réaliser, date d'arrêt d'un traitement… C'est un repère, un relais de ma parole. Lors de la consultation de suivi, une étiquette y est collée, résumant la consultation. C'est maintenant une recommandation.
« Ah, j'allais oublier, j'ai votre petit carnet vert, je l'ai montré à mon médecin traitant, il a rigolé, mais moi je le trouve très bien. Au moins, je sais où je vais… »
Ce carnet est aussi un lien avec le gynécologue et le médecin traitant.
On trouvera ci-après des exemples de projets de PPS (Plan personnalisé de soins) et de consultation d'annonce. Il s'agit de projets glanés sur des sites Internet.
« La consultation d'annonce de demain peut-elle se résumer à une fiche où le médecin va cocher les mots-clés dits ou non, dits par lui-même ou son patient, comme : cancer, chimiothérapie, mort, grave, fin de vie… ?
Nos patients de demain seront-ils toujours les nôtres ou ceux du système de soin ?
Le médecin de demain voudra-t-il toujours avoir ses patients ? Ne sera-t-il pas tenté d'être un médecin lambda du système de soin ? »

Plan personnalisé de soins

Date .... (Étiquette patient)

Ce programme de soins n'est pas définitif et irrévocable. C'est une approche qui vous donne des indications sur vos prochains rendez-vous et la nature du traitement qui va être engagé.
Il est le reflet de la première consultation avec l'oncologue et témoigne d'une réunion de concertation pluridisciplinaire. (Date) ....
Date de la chirurgie : Type de chirurgie :

Traitement oncologique médical

Nom du protocole ....

✓ Cure : Nombre ....
Intervalle ....
✓ Traitement Per Os : oui ❒ non ❒
Traitement par voie intraveineuse : oui ❒ non ❒
✓ Radiothérapie : oui ❒ non ❒
Délai ....

Hôpital de jour : ❒ Hôpital de semaine : ❒
Date : .... Date ....
Durée estimée du traitement oncologique ....

Traitement de support :
Kinésithérapie ❒ Orthophonie ❒ Autre ❒

Surveillance pendant le traitement
Examens radiologiques : IRM .... Scanner ....
Fréquence ....
Bilan sanguin 1 par semaine ❒
1 par mois ❒
2 par mois ❒ Autre : ....

Signatures :
Médecin .... Infirmière .... Autre participant ....
Coordonnés médecin traitant ....
Association de patients/numéro de téléphone

Tableau récapitulatif de soins donnés aux patients

Mois de .... Début du traitement le ....

Protocole ....

	1	2	3	4	5	6	7	8	9	10	11	12	13	14	15	16	17	18	19	20	21	22	23	24	25	26	27	28	29	30	31
Hôpital																															
Maison																															
Examens																															

	1	2	3	4	5	6	7	8	9	10	11	12	13	14	15	16	17	18	19	20	21	22	23	24	25	26	27	28	29	30	31
Hôpital																															
Maison																															
Examens																															

....

....

	1	2	3	4	5	6	7	8	9	10	11	12	13	14	15	16	17	18	19	20	21	22	23	24	25	26	27	28	29	30	31
Hôpital																															
Maison																															
Examens																															

....

....

	1	2	3	4	5	6	7	8	9	10	11	12	13	14	15	16	17	18	19	20	21	22	23	24	25	26	27	28	29	30	31
Hôpital																															
Maison																															
Examens																															

....

....

Effets secondaires possibles

Légende : HADJI = hôpital de jour ; CO = chimiothérapie orale ; BU = bilan sanguin ; IRM = IRM cérébral.

FICHE DE MOTS UTILISÉS PENDANT LA CONSULTATION D'ANNONCE

NOM : Date : Temps médical : IDE :

Mots utilisés	*Par le patient*	*Par le médecin*	*Par l'entourage*	*Observations*
Anaplastie				
Cancer				
Chinois				
Constipation				
Effets secondaires				
Fatigue				
Fin de vie				
Grosseur				
Grave				
Œdème				
Oligo				
Kystes				
Lésion				
Maladie grave				
Malaise				
Maux de tête				
Médicaments				
Métastases				
Mort				
Nausées				
Oncologie				
Plaquettes				
Port a cath				
Radiothérapie				
Soins palliatifs				
Tache				
Traitement				
Tumeur				
Ce n'est pas la grippe				
Téléphone				

Liste des items à renseigner lors de *chaque* cas

Cocher les cases en cas de réponse positive : ☐

CLA* ☐ diagnostique ☐ thérapeutique (PPS)
☐ Diagnostic donné au patient (initial, rechute, arrêt de traitement curatif)
☐ Présence pendant la CLA d'un proche ou de la personne de confiance

Si CLA thérapeutique ou mixte
☐ Traitement proposé à la suite d'une réunion de concertation pluridisciplinaire (Comité)
☐ dossier seul ☐ dossier + malade
☐ Traitement conforme à un référentiel national
☐ Essai thérapeutique
☐ Autre type de traitement (en clair)
☐ Discussion avec le patient du bénéfice-risque des traitements

Prise en charge complémentaire

		Objet (date)**
Cs IDE	☐	....
Serv. social	☐	....
Nutrition	☐	....
Diététique	☐	....
Psycho-onco	☐	....
Douleur	☐	....
Soins palliatifs	☐	....
Autres (en clair)	☐	....

☐ *Documents remis au patient :*
☐ Information sur sa maladie, les traitements et les effets secondaires
☐ CR de consultation
☐ Projet personnalisé de soin (PPS) prévisionnel
☐ Coordonnées des référents (médecin, soignant, secrétariat)
☐ Information donnée sur l'ERI (Espace de rencontre pilote), les associations et le bénévolat
☐ Autres (en clair)........................

* Cocher les 2 cases en cas de CLA mixte.

** Essentiel pour assurer la continuité de la prise en charge.

Consultation d'annonce d'un cancer
Programmation et conclusion des entretiens

Identité

Nom et prénom : Né(e) le : .../.../...........

Gynécologue référent

Dr : Consultation le : ..../..../.........
RCP avec décision thérapeutique le : ..../..../......

Diagnostic dit au patient (cf. verso) :
Acte diagnostique ou thérapeutique et conséquence :
Explication sur l'acte :
Fiche d'information donnée : Fiche AFU ❍ Autres :

Conclusion :

Consultation anesthésiste Oui ❍ Non ❍

Date : ..../..../.... Anesthésiste : Dr
Conclusion :

Entretien infirmière de consultation Oui ❍ Non ❍

Date :..../..../.... Nom :
Conclusion :

Entretien infirmière stomathérapeute Oui ❍ Non ❍

Date : ..../..../.... Nom :
Conclusion :

Entretien oncopsychologue Oui ❍ Non ❍

Date : ..../..../.... Nom :
Conclusion :

Entretien assistante sociale Oui ❍ Non ❍

Date : ..../..../.... Nom :
Conclusion :

Autre consultations ou entretien. Conclusion après l'accueil en hospitalisation

Date : ..../..../.... Nom :
Conclusion :

Conclusion

Annoncer un cancer à votre patient n'est pas forcément simple même si on a l'habitude. Cela ne peut pas être une habitude.
Ce texte ne m'étonne pas de ta part.
Qu'est-ce que tu es dans le questionnement ?
Pour ma part, tout cela ne me pose pas autant de problème : je me suis blindé, j'ai construit un mur au fil du temps et tout va bien…
Ces lignes ne sont pas un cours sur le comment annoncer, ou un début de livre *Annoncer pour les nuls*, mais c'est le fruit de mon chemin de l'annonce, car le chemin, c'est une des clefs. Avant tout, la volonté du médecin à faire des annonces est essentielle.
Penser ensuite que l'on peut codifier l'annonce, la diluer, la segmenter me paraît être une absurdité. La tendance à vouloir tout standardiser, uniformiser, va déshumaniser ce moment fondamental de la relation médecin-malade.

La reformulation par étapes de l'annonce fait le lien entre les différents intervenants du service de soin et conforte le patient dans une prise en charge globale de sa maladie.

Des parents ont un problème avec leur progéniture ; ils vont voir un pédopsychiatre, qui souvent les rassurera sur l'éducation qu'ils essayent de donner à leur enfant. C'est du bricolage de tous les jours, mais avec le temps et les expériences de la vie, on devient souvent bien meilleur même si parfois il y a des ratés. Il faut savoir les accepter. Pour un médecin annonceur de mauvaises nouvelles, il est beaucoup plus difficile de prendre un avis sur le comment faire.

Écouter la souffrance du médecin annonceur peut être le début d'une meilleure approche pour l'aider dans ses annonces : certains diront que c'est le monde à l'envers. « La maladie du médecin est un scandale », disait Montaigne.

Le médecin annonceur est à la fois le bourreau et le sauveur car il annonce aussi la solution du problème. Il doit, au gré de ses états d'âme, naviguer entre ces deux extrêmes et assimiler cette accumulation de drames.

Tel un monstre marin antique, il peut avaler d'un coup sa proie, mais une fois ingurgitée, engloutie dans son antre, il faut qu'il digère le tout entièrement pour ne pas y succomber. C'est un avaleur de catastrophes.

Il n'est jamais indemne de sa pratique médicale et il faut lui reconnaître qu'il peut en souffrir. Penser qu'il peut facilement « zapper » sa vie professionnelle dans sa vie personnelle est un leurre.

Vous avez l'habitude, docteur, à force d'en voir (vous ne voyez plus).

La personnalité souvent assez narcissique du médecin et son fonctionnement dans le travail quotidien plutôt solitaire rendent difficile l'aide à lui apporter et le placent parfois dans un isolement délétère.

Le travail en groupe de type Balint paraît être une bonne approche de la problématique de l'annonce. C'est une réelle aide pour le médecin annonceur que de se sentir reconnu dans ce travail difficile, écouté et épaulé par le groupe. Il peut retrouver cette aide du groupe lors de la consultation même s'il est seul face à son patient et face à ce qu'il a à lui dire.

Rester humain et respecter son patient… Cela me paraît être les deux points fondamentaux.

Ces deux phrases qui peuvent paraître simples, j'ai du mal à les expliquer.

J'ai du mal à donner un exemple, à raconter une histoire…

Postface

« Rester humain et respecter son patient… Cela me paraît être les deux points fondamentaux. Ces deux phrases qui peuvent paraître simples, j'ai du mal à les expliquer. J'ai du mal à donner un exemple, à raconter une histoire… »

Voici les dernières phrases du livre de Laurent Puyuelo. Il montre très clairement la difficulté qui est la sienne, mais aussi celle de toutes les personnes qui ont affaire avec « l'annonce », qui sont exposées, à la fois, à dire la vérité du corps malade et à trouver les mots les plus adéquats pour chacun, qui permettront au couple médecin-malade de pouvoir poursuivre sa rencontre pour un « bon soin ».

Face à ce traumatisme de l'annonce, les deux écueils sont soit le vécu d'inhumanité où le malade se sent chosifié, soit le fait d'être pris dans le narcissisme du médecin, comme sujet de recherche intellectuelle, voire scientifique.

Laurent Puyuelo nous a proposé, au fil de ce livre, la vie quotidienne d'un chirurgien confronté à des annonces « difficiles » qui bouleversent la vie de tout un chacun. Il nous laisse entendre que chaque annonce, chaque rencontre ou non-rencontre est profondément singulière et met chacun des partenaires, à la fois dans une communauté à deux, à plusieurs, mais toujours aussi au prix d'une profonde solitude individuelle. Sous l'apparent « bricolage », au sens de Lévi-Strauss, du quotidien, fait de souvenirs, d'anecdotes, de rigueur et d'un rapport actuel à son métier, on chemine avec lui. Il ne désacralise pas son métier ; il le pare seulement, et c'est fondamental, de cette vulnérabilité qui ouvre à être ensemble. On ressent, surtout à travers son humour, sa poésie et sa tendresse, son rapport à la vie. La vie est un bien inestimable. Nous contractons dès la naissance une « dette de vie », dans la possibilité de dire oui au fait d'être vivant avec d'autres, de participer à ce qu'il faut de collectif pour affirmer que l'on est, au même titre que d'autres et avec d'autres, reconnu comme participant de cette dette. Cela est un des socles anthropologiques entre affiliation et filiation. Être « utile » en est une des réponses dans le *socius*.

Ce témoignage paraît anachronique à l'époque où nous vivons. On peut le « zapper » car il est à contre-courant des développements que nous impose l'idéologie du management qui est maintenant, avec son cortège de formatages les plus divers, utilisée le plus souvent comme un moyen d'évitement de toute relation humaine, dans une véritable phobie de l'autre et une déresponsabilisation individuelle, sous couvert d'une recherche commune pour « le mieux-soigner ».

Ce témoignage, à mon sens, tombe à pic, véritable contestation, subversion, d'une médecine qui fait des miracles, certes, mais aussi des désastres car ne prenant plus en compte dans sa formation, dans son exercice, une culture du soin transmise et le sens de l'humain.
En effet, n'oublions pas que la biologie apporte beaucoup à la connaissance des rapports entre la matière et la vie. Elle a, en même temps, construit une théorie de la continuité de la matière vivante et s'y est enfermée, dans sa logique, en la constituant comme logique universelle du vivant. Elle a négligé le psychique et ainsi amputé l'organique. En conséquence, elle a négligé l'homme. Ce qui est évident, c'est que l'homme est psychique. Il est l'objet essentiel de sa connaissance. « Car ce qui fonde la qualité de l'homme, c'est sa qualité biologique. Elle la fonde mais ne la résume pas » (René Angelergues).

*

Chacun de nous a dans le roman de sa vie une « Ophélie »… Sa mise en récit nous permet parfois de lui trouver une place car, comme le dit Paul Ricœur, le faire narratif résignifie le monde dans sa dimension temporelle, dans la mesure où raconter, réciter, c'est refaire l'action. Un être se reconnaît dans l'histoire qu'il se raconte à lui-même sur lui-même. C'est seulement à cet instant qu'il peut « réparer » le court-circuit existentiel dans lequel il était incarcéré et rétablir la continuité de son être.
Ce livre me permet de vous raconter… une rencontre avec un mot dont l'effet fut véritablement traumatique pour moi…
Un coup de téléphone du médecin, à qui je ne peux rien reprocher, il m'avait si bien soigné : « Ce n'est pas Hiroshima, à première vue,

mais faites quand même une autre IRM... », me dit-il, entre autres infos sympas sur ma santé.

Ce mot me poursuit. Vous avez deviné lequel : pas IRM, sigle certes assez énigmatique, mais plutôt « Hiroshima » : métaphore d'un désastre cérébral annoncé, dont la négativité en renforçait, en fait, le sens.

Ce mot, qui n'était en rien significatif de mon état, condensa alors les dernières trois semaines où ma vie avait failli me trahir et me quitter. Hiroshima devint mon compagnon... à vie, j'allais dire à mort. Comment en faire un ami ? L'amitié est une sorte de tolérance tranquille et légère de l'autre, sans dépendance, où entre cependant toute la simplicité de la vie, au-delà d'une étrangeté commune.

Depuis, je cohabite avec Hiroshima, ce mot, dont l'assemblage des lettres est si présent, est un cache-maux de souvenirs maintenant lointains. Mon humour me permet de nous présenter ensemble en famille et, parfois, dans mes échanges quotidiens.

Qui a rencontré « son » Hiroshima ne peut plus vivre comme avant. Il y a toujours un avant et un après, maintes fois refoulé, dénié, qui brutalement au détour de l'ordinaire de la vie fait, sans aucun égard, effraction.

« Nos » Hiroshima nous isolent des autres qui n'en ont pas rencontré, nous confrontent à une solitude paradoxale puisque nous ne sommes plus jamais seuls.

*

Je me disais qu'on pouvait élargir les questions soulevées par l'annonce à tous les effets d'annonce bons ou mauvais, sachant que chacun sera, à jamais singulier et qu'il est difficile de prévoir son

devenir tant physique que psychique. Prévoir est anticiper mais non prédire, sachant, comme le dit Keynes, que l'inévitable n'arrive jamais, l'inattendu toujours, ce qui devrait nous amener à tenter d'être prêt à faire face à l'imprévu. L'important est que les effets d'annonce soient au service de la santé et base d'un pacte informel conclu entre tous les partenaires du soin, dans son sens le plus large et primaire, c'est-à-dire de prendre soin de l'humain.
« La santé est un état de complet bien-être physique, moral, et social ne consistant pas seulement en l'absence d'infirmité ou de maladie… » Voilà ce qu'écrivait Georges Canguilhem dans « La santé, concept vulgaire et questions philosophiques », extrait d'une conférence de 1990.

*

Mais revenons au corps du sujet !
Tant que le corps était muet, notre conversation avec lui était à sens unique, le plus souvent silencieuse, à peine une légère fièvre, une fatigue passagère, un plaisir ressenti à l'improviste et quelques douleurs sans empreintes visibles. Parfois, le mal-être se fait insistant et excite notre curiosité, à la recherche de légendes corporelles. Parfois encore, la vérité du corps nous submerge, nous anéantit. Nous essayons désespérément de devenir étrangers à ce corps qui maintenant nous embarrasse et devient tout à coup infréquentable. On perd alors l'habitude de se fier à son corps, il faudra bien, pourtant, cohabiter, vivre en bonne intelligence avec ce corps, trouver des mots pour être ensemble.
Comment apprivoiser ce mot dont j'ai tu jusqu'à maintenant le nom ? Comment amadouer la mort, en faire de la vie en souffrance ? Fritz

Zorn, dans son livre *Mars* [1], se décrit : « Jeune et riche et cultivé… et aussi malheureux, névrosé et seul. » Son livre est cette odyssée de rendre pensable, racontable, l'impensable du cancer, de « son » cancer. Sa mort signifie inflexiblement pour Zorn : les reconnaître toutes deux, la mort et la vie. Faire du cancer une arme pour la vie.

Les mots dont nous disposons, alors, comment les organiser en revisitant notre vie, en voulant à tout prix trouver une explication à ce qui est arrivé, à la recherche d'indices, de responsabilités, mobilisant la culpabilité inconsciente tapie au fond de chacun de nous ?

Douleurs et souffrances sont tenues en respect par les mots qui incarnent le corps. La mort ombre la pensée du corps sexué et met en perspective sa beauté.

*

Le médecin est ce personnage qui prend place à côté de nous… et ne nous quittera plus.

Quelle étrange situation se dessine alors. Notre corps devient l'objet de soins divers et multiples mettant à mal notre intimité. Notre corps s'expose d'avoir été exposé. Nombreux sont là à y avoir accès. On nous le parle, on nous le raconte, on le raconte aux autres : à ceux que l'on aime, à beaucoup d'autres, étrangers à nos souffrances, à nos douleurs ; mais curieux de ce corps étrange qui devient avec effroi parfois le leur, l'espace d'un instant.

Ne perdons pas de vue le médecin, « son » médecin. À la recherche de quel couple sommes-nous astreints ? Faite de dépendance, de refus,

---

1. F. Zorn, *Mars*, Paris, Gallimard, 1979.

de résignation, de colère, d'angoisse, de confiance… Ce couple devient emblématique de notre nouvelle condition, de notre isolement, de notre exclusion du monde des bien-portants. Ce mariage de raison peut devenir un accompagnement, rarement un compagnonnage. Le divorce en signera la fin, par la mort ou la guérison, où d'autres aménagements seront à inventer ponctuant les obstacles de la vie.

*

Ce qui complique mon histoire c'est que Hiroshima et moi sommes aussi médecin. J'ai été longtemps seul à assumer ma rencontre avec la maladie et les malades. Je préfère ce mot de « malade » à celui de « patient ». Il fait état d'une situation de la personne et non d'une connotation affective – dans la patience, il y a à la fois l'attente et la peine. La maladie représentait, pour le médecin que j'étais, une virtualité, une potentialité inévitable, difficile à ressentir. Depuis cette rencontre, je ne peux m'empêcher de vivre une certaine inquiétante familiarité mais aussi étrangeté, grâce aux clivages fonctionnels qui me permettent d'occuper ces deux postures sans confusion et sans me perdre de vue.

Joe Bousquet, ce balafré de la vie, écrit en 1943 dans « L'exploration de mon médecin » : « Il ne se contente jamais d'un mot que je lui dis de mes souffrances : il faut que je l'aide à les imaginer ; instruit de mes sensations, il se recueille lentement comme s'il défiait son diagnostic sur elles. On dirait qu'il demande à ses organes un secret pour guérir les miens. Il ne me voit que dans la mesure où il se regarde lui-même… Un jour, j'ai compris que s'il appliquait aux organes les noms que j'employais moi-même, c'était au cours d'un effort inconscient qu'il accomplissait pour se mettre à ma place. Et je n'en doutais plus quand j'eus constaté la singulière manie qui le gagnait : il m'apprenait à la dérobée les termes scientifiques dont il faisait fi. À quels mystérieux échanges souhaitait-il absolument présider ? Il parlait de mon affection en malade et j'en dissertais comme un médecin… »

*

J'ai pris le détour de cette histoire pour mieux vous montrer ce que j'ai ressenti tout au long de la lecture de ce livre. Les chemins de la « reconnaissance » nous autorisent à comprendre. « Être compris » est le préalable à toute rencontre humaine, bien antérieur à aimer et à haïr.

Le chirurgien et le malade se rejoignent dans ce livre, même si son auteur prend le parti de se mettre du côté du médecin. Il montre à l'évidence qu'il ne peut sortir indemne d'une telle aventure à deux. Il en indique clairement les enjeux : ne jamais confondre les places ; c'est à ce prix qu'il pourra occuper au mieux sa fonction. Il nous invite à partager cette solitude à deux qui est celle qu'inaugure l'Annonce. On ne peut se préparer à l'Annonce, on ne peut que tenter de ne pas la fuir, d'en être un des partenaires à part entière. L'Annonce est le début d'un long chemin solitaire qui nécessite une ambiance, un environnement où, avec humanité, chacun doit prendre place – qui le parent, qui le médecin, qui l'infirmière, qui le voisin, qui les collègues de travail, qui les médias –, faisant reconnaître un droit à être malade et à le vivre au grand jour. Le malade, quel que soit son état physique, reste toujours un être non pas seulement de besoin, mais avant tout de désir. Il doit être toujours

affilié au monde, continuer à développer un sentiment d'appartenance à l'humain.
Le malade alors se sentira « utile », car il nous permettra, à travers son odyssée, de nous apprendre la vie au plus près de son angle de fuite. Le pire serait une solitude imposée, c'est-à-dire forçant le malade à s'isoler, c'est-à-dire à s'exclure du monde.

Rémy Puyuelo
Médecin neuropsychiatre,
membre titulaire de la Société psychanalytique de Paris (SPP)
et de l'Association psychanalytique internationale (API)

Bibliographie

BEN SOUSSAN, P. (sous la direction de). 2004. *Cancer : approche psychodynamique chez l'adulte,* Toulouse, érès.

BETTEVY, F. ; DUFRANC, C. ; HOFMANN, G. 2006. « Critères de qualité de l'annonce du diagnostic : point de vue des malades et de la Ligue nationale contre le cancer », *Risques et qualité,* vol. III, n° 2, « Cancers : les défis qualité ».

CHABROL, A. (coordonné par). 2008. « Des médecins : des patients pas comme les autres », *Le magazine de l'Ordre national des médecins.*

JEGO, P. 2007. « Apprentissage de l'exercice médical. La relation médecin-malade ; annonce d'une maladie grave », Faculté de médecine de Rennes.

MERLE-BERAL, A.-M. ; RAJON, A.-M. 2009. « Le système soignants/soignés, modèle de l'identification à l'agresseur », *Figures de la soumission au soin,* vol. 73.

MOUTEL, G. « L'annonce d'une maladie grave et la relation médecin-patient », Faculté de médecine, université Paris-5.

PUJOL, H. ; PUJOL, J.-L. ; PUJOL, P. 2010. *Question(s) cancer*, Arles, Actes Sud, coll. « Question de société ».

SORIANO, V. 2011. « Réflexion sur l'annonce du diagnostic précoce de surdité », *Empan*, n° 83, « Surdités : entre handicap et minorité culturelle ».

Autres références

« Critères de qualité de l'annonce du cancer », Ligue contre le cancer.

« EPAC. Face aux cancers : au-delà des mots », Aventis et Ligue contre le cancer, 2001.

« Le dispositif d'annonce en trois phases », Institut national du cancer.

« Le dispositif d'annonce du cancer (mesure 40 du Plan cancer) », Institut national du cancer, avril 2006.

« Oser dire, oser être… Paroles de femmes », Laboratoire Sanofi Aventis.

Table des matières

Collection « L'ailleurs du corps »

dirigée par Patrick Ben Soussan
et Marie-Françoise Dubois-Sacrispeyre

Sous la direction **Yolande Arnault, Patrick Ben Soussan** et **Didier Blaise**
Chimères
Des psys en onco-hématologie et greffe allogénique

Dans la mythologie grecque, la Chimère est une créature fantastique ayant une tête de lion, un corps de chèvre et une queue de dragon, qui crache du feu et dévore les humains. Au figuré, elle désigne un projet vain, impossible à réaliser, une utopie, une figure imaginaire. En génétique, un organisme possédant deux ou plusieurs génotypes distincts : ainsi, dans le champ de la greffe de mœlle, le receveur devient une chimère, constitué de ses propres cellules hématopoïétiques et de ceux du donneur. Cet ouvrage réunit psychologues, psychiatres, psychanalystes et hématologues, cancérologues, tous praticiens d'hématologie et de greffe pour une réflexion polyphonique sur les incidences psychiques de ces soins hautement techniques qui provoquent de multiples bouleversements tant physiques que psychoaffectifs sur le malade et sa famille.

Sous la direction de **Nathalie Dumet** et **Hugues Rousset**
Soigner ou guérir ?

Si la technique médicale est de plus en plus fine et poussée, en revanche le désir de guérison, celui du médecin autant que celui de son patient, s'avère bien souvent mis en échec. À quelles réalités matérielles autant que psychiques, sociales et relationnelles, renvoie donc le processus de guérison ? À quelles croyances également, individuelles autant que culturelles ? Quels investissements affectifs, quels transferts de la part du soignant et du soigné participent aussi de ce processus ? L'objectif du soignant est-il de guérir ou de soigner ? Mais que signifie vraiment guérir ?

Sous la direction de **Laure Ayoun, Patrick Ayoun** et **Francis Drossart**

Les traces de l'archaïque

Les traces de l'archaïque seraient comme ces cicatrices que l'on croyait disparues et qui réapparaissent au froid telles des engelures. Sont ici évoqués les paysages de la clinique qui disent ces traces psychiques ressurgissant, à partir d'une effraction corporelle ancienne, de l'inconscient maternel à la faveur de la transparence psychique et/ou de l'un de ces inexplicables hasards par lesquels « la réalité vient dupliquer le fantasme » (Lebovici) ; ou au moment où il serait question de mémoire, à l'imminence du décès quand c'est un certain oubli qui permet la transmission des héritages et l'accomplissement des deuils. Ces traces que le psychisme peine à contenir et qui s'expulsent au dehors s'inscrivant sur n'importe quel support : scarifs, graphes, tags, les actes, le corps, le soi-peau, les murs des autres : s'agirait-il d'un refoulement ? Les auteurs, tous psychanalystes et praticiens de ces différents champs, nous livrent sous l'égide de Monique Bydlowski, une réflexion riche et originale sur ces champs croisés de l'archaïque et de la trace que l'on retrouve dans la clinique du périnatal, du pubertaire ou dans celle des fins de vie.

Caroline Doucet et **Jean-Luc Gaspard**

Pratiques et usages du corps dans notre modernité

La prégnance du corps comme objet de recherche mais également sa place grandissante dans le discours contemporain – jamais traitement du corps n'a connu un tel engouement – ainsi que la fréquence et la diversité des événements et phénomènes de corps nécessitent un examen minutieux. Cet ouvrage pluridisciplinaire (philosophie, sociologie, psychopathologie, psychanalyse) concentre études et réflexions sur les pratiques et usages du corps dans notre modernité considérés comme des traces de la subjectivité de notre époque et du lien social contemporain.

Benoît Lesage

La danse dans le processus thérapeutique

Fondements, outils et clinique en danse-thérapie

Peut-on soigner par la danse ? Peut-on donner à la danse une place dans l'arsenal thérapeutique ? A-t-elle la capacité de mobiliser la sphère psychique de l'individu qui « entre dans la danse » ? Quel corps la danse met-elle en mouvement ? Comment s'élabore-t-il et comment, par son intermédiaire, le sujet se construit-il du même coup, et avec lui l'espace, le temps et les nuances de la présence qui fondent la relation et les interactions ? Au-delà des enjeux cliniques et thérapeutiques évoqués ici, la danse-thérapie hérite de la danse la faculté essentielle et fondatrice de convier les hommes à partager le rythme, les images, le plaisir sensoriel et parfois sensuel, en puisant aux mémoires individuelles et communautaires. Cet ancrage immémorial dans les mythes et dans l'enfance en fait une source dynamique qui peut remettre en marche le sujet… pas à pas.

Pierre Delion
La pratique du packing
Avec les enfants autistes et psychotiques en pédopsychiatrie

La technique du packing (enveloppements thérapeutiques très encadrés) peut se révéler extrêmement utile pour les soins des enfants autistes et psychotiques, voire pour certaines anorexiques, à condition d'en peser précisément les indications. Cet ouvrage vise à donner une information objective sur cette technique en partant d'expériences multiples et en prenant en compte la complexité de telles problématiques. À côté des points de vue cliniques et thérapeutiques exprimés, il livre des hypothèses de compréhension de l'autisme tenant compte des aspects à la fois corporels et psychiques.

Françoise Désobeau
Thérapie psychomotrice avec l'enfant
La rencontre en son labyrinthe

À partir d'une réflexion sur sa clinique auprès d'enfants qui ne sont pas dans le langage verbal, Françoise Désobeau tente de définir ce qu'est, pour elle, la spécificité de la thérapie psychomotrice : cette relation thérapeutique qui, par la médiation de l'activité psychomotrice de l'enfant, son activité spontanée, s'établit dans le langage du corps. Ou quand le corps parlant du thérapeute va à la rencontre du corps parlant de l'enfant. Ces trois pôles : sujet, thérapeute et activité spontanée, s'articulent dans le processus thérapeutique.

Sous la direction de **Patrick Ben Soussan** et **Claire Julian-Reynier**
Cancer et recherches en sciences humaines

Cet ouvrage présente une synthèse actualisée des différents projets de recherches en sciences humaines et sociales dans le champ du cancer. Il se veut un premier état des lieux de la recherche et un témoignage de la fertilité de ce domaine nouvellement investi par les chercheurs, dans la pluridisciplinarité de leurs approches.

Catherine Potel
Corps brûlant, corps adolescent
Des thérapies à médiations corporelles pour les adolescents ?

Les médiations thérapeutiques qui utilisent le corps comme vecteur d'expression sont-elles une bonne indication pour aider les adolescents qui vont mal ? À partir de son expérience clinique auprès d'adolescents en souffrance qui, par le biais de médiations telles que la danse, la psychomotricité ou la relaxation, ont trouvé des espaces thérapeutiques privilégiés, l'auteur élabore une réflexion approfondie sur les enjeux d'un travail thérapeutique à médiation corporelle. Un ouvrage théorico-clinique bienvenu sur un sujet encore peu exploré.

Sous la direction de **Patrick Ben Soussan**
Des psys à l'hôpital : quels inconscients !

« Qu'est-ce qui se passe vraiment dans ton cabinet avec tes patients ? » À cette question, il est ici répondu, à ceci près que le cabinet en question trouve une place singulière à l'hôpital et que les patients désignés sont tous des malades, atteints dans leur corps, gravement, parfois même tragiquement. Des psys témoignent, au plus près de leurs pratiques, de ce qui fait la vérité et l'intensité de leur rencontre avec ces malades, leurs familles et les équipes qui les prennent en charge. Ils exposent leur façon de faire, de penser, de vivre ces rencontres et ce faisant, s'exposent au plus vrai de leur être.

Achevé d'imprimer par
l'Imprimerie France Quercy, 46090 Mercuès
N° d'impression : 11762 - Dépôt légal : novembre 2011

Imprimé en France